Practical Oral Care Operation Guidelines

实用口腔护理操作指南

主　编 ◎ 俞雪芬

U0211243

ZHEJIANG UNIVERSITY PRESS
浙江大学出版社

图书在版编目(CIP)数据

实用口腔护理操作指南 / 俞雪芬主编. —
杭州:浙江大学出版社,2022.5(2022.6 重印)
ISBN 978-7-308-20950-2

Ⅰ.①实… Ⅱ.①俞… Ⅲ.①口腔科学—护理学—指南
Ⅳ.①R473.78-62

中国版本图书馆 CIP 数据核字(2020)第 251203 号

实用口腔护理操作指南

主 编 俞雪芬

责任编辑	殷晓彤
责任校对	潘晶晶
封面设计	陈宇航
出版发行	浙江大学出版社
	(杭州市天目山路 148 号 邮政编码 310007)
	(网址:http://www.zjupress.com)
排 版	杭州朝曦图文设计有限公司
印 刷	浙江省邮电印刷股份有限公司
开 本	710mm×1000mm 1/16
印 张	9
字 数	180 千
版 印 次	2022 年 5 月第 1 版 2022 年 6 月第 2 次印刷
书 号	ISBN 978-7-308-20950-2
定 价	45.00 元

《实用口腔护理操作指南》
编 委 会

主　编　俞雪芬
副主编　王晓燕　方津慧
编　委　（按姓氏笔画排序）
　　　　王苏苏　王蒙丽　华　燕　李　聪　杨艳丽
　　　　陈峰芳　倪程丹　徐群丽　戚培文

序

　　护理工作是卫生计生事业的重要组成部分,与人民群众的健康利益和生命安全密切相关。2021 年恰逢"十四五"(2021—2025 年)规划的开启之年,也是实现"两个一百年"奋斗目标承上启下的关键期。

　　基于我国护士教育与培训体制的历史背景,目前受聘于口腔医疗机构的护士,相当一部分未经过口腔护理的专业培训。为了让这些没有经过口腔护理专业培训的护士能够规范精准地做好口腔护理工作,浙江大学医学院附属口腔医院护理部俞雪芬主任带领团队编写了《实用口腔护理操作指南》一书。该书汇总了临床护理工作中的实践经验,参考了国内外权威口腔医学与护理书籍,制定了规范的护理操作技术与护理流程。其内容涵盖护理流程、操作技术、患者评估、治疗后健康指导、操作中注意事项等内容。

　　该书以口腔临床的治疗方案为纵轴,横轴对应于每个治疗步骤所需要的器械与材料、护理配合要点及注意事项,将口腔护理操作技术以流程的形式展示,使读者能够一目了然。该书是一本口腔护理人员使用的工具书,也是口腔护理专科护士的实用操作指南,可供口腔门诊护士作为操作指引、流程详解,有助于年轻护士整理纲要,快速掌握要领;同时,也有助于护理人员全面系统地了解口腔护理专业的学科知识,规范口腔护理操作,提高口腔诊疗效率与服务质量。

　　该书的出版有助于规范口腔专科护理操作,提高医护协作能力,对专科护士的培训有重要的指导价值。我愿为之作序,并将此书推荐给广大护理界同仁们,愿每一位年轻的口腔专业护士开卷得益。

2022 年 4 月

前　言

近年来,随着口腔医学科学的迅速发展,新技术和新业务更新迭出,急需口腔专科护理人员。护理人员科学规范的护理操作技术、医护间的密切配合,是保障医疗服务质量的重要前提,而口腔专科护理的操作技术是在实践中必须熟练掌握及运用的重要项目。为了适应临床需要,加强医护配合,规范口腔护理操作,提高医疗质量,为患者提供更加专业的医疗护理服务的需要,我们编写了本书。

本书包括口腔临床专科护理操作技术及护理配合流程,是口腔临床护理实践的工具书。本书内容具有三个特点:一是以临床治疗内容为贯穿轴线,明确每一治疗过程的护理配合操作要点,贴近临床;二是简明扼要,作为口腔临床护理人员操作指南,文字简洁,要点清晰;三是注重实用性,规避枯燥冗长的理论,重视实际应用操作。

本书在编写过程中参考了国家卫生健康委员会"十三五"规划五年制本科口腔医学专业规划教材,以及大量的国内外权威口腔医学与护理书籍,并结合了浙江大学医学院附属口腔医院多年的护理临床实践经验。

本书承蒙中华口腔医学会副会长、中华口腔医学会口腔黏膜专委会第五届主任委员、浙江大学医学院附属口腔医院党委书记、浙江大学口腔医学院院长、院长陈谦明教授在百忙中指导并作序,在此表示衷心的感谢。

　　由于我们的水平和经验有限,书中疏漏错误之处在所难免,敬请同道和读者包涵指正。在出版之际,衷心感谢所有给予帮助和支持的领导、专家和学者。

2022 年 4 月

目　录

第一章

牙体牙髓治疗的护理

　　牙体修复治疗学是一门以牙体缺损的诊断及治疗为核心的学科,其修复技术称为牙体治疗修复术。牙体修复治疗的主要目的是恢复患牙的功能、形态及美观,保持牙齿的完整性及与邻牙组织的协调性。

　　根管治疗术是目前治疗牙髓病最有效、最常用的方法。根管治疗术通过机械预备和化学消毒的方式处理根管,将髓腔内的病原刺激物全部清除,通过对根管的清理、成形,必要的药物消毒以及严密充填,达到消除感染源,堵塞、封闭根管空腔,消灭细菌的生存空间,防止再感染的目的。根管治疗术包括根管预备、根管消毒、根管充填三大步骤。

第一节　急性牙髓炎应急处理护理流程

　　急性牙髓炎患者因炎症渗出物引起髓腔高压,疼痛症状较为明显,需要开髓引流以降低髓腔压力,从而减轻疼痛。

一、治疗前评估与指导

　　1.评估患者的全身情况,评估疼痛的程度、性质,做好解释与安慰工作。

　　2.评估患者对该疾病的了解程度,告知疾病的相关知识。

　　3.评估患者的健康状况、传染病史、药物过敏史等。

　　4.评估患者全口牙齿的牙周状况、进食状况、配合程度。

二、护理流程

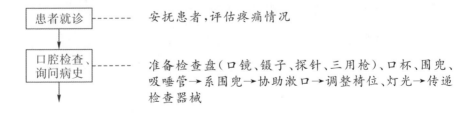

患者就诊 ------ 安抚患者,评估疼痛情况

口腔检查、询问病史 ------ 准备检查盘(口镜、镊子、探针、三用枪)、口杯、围兜、吸唾管→系围兜→协助漱口→调整椅位、灯光→传递检查器械

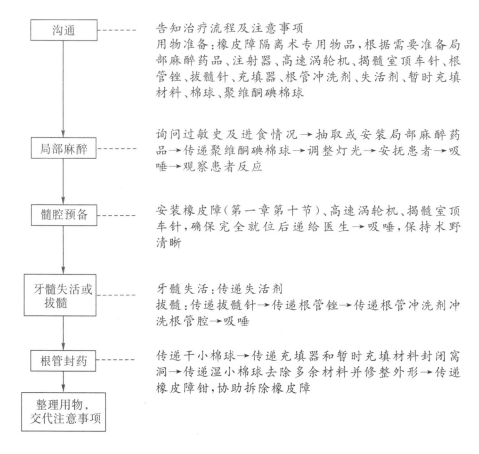

沟通 ------- 告知治疗流程及注意事项
用物准备:橡皮障隔离术专用物品,根据需要准备局部麻醉药品、注射器、高速涡轮机、揭髓室顶车针、根管锉、拔髓针、充填器、根管冲洗剂、失活剂、暂时充填材料、棉球、聚维酮碘棉球

局部麻醉 ------- 询问过敏史及进食情况→抽取或安装局部麻醉药品→传递聚维酮碘棉球→调整灯光→安抚患者→吸唾→观察患者反应

髓腔预备 ------- 安装橡皮障(第一章第十节)、高速涡轮机、揭髓室顶车针,确保完全就位后递给医生→吸唾,保持术野清晰

牙髓失活或拔髓 ------- 牙髓失活:传递失活剂
拔髓:传递拔髓针→传递根管锉→传递根管冲洗剂冲洗根管腔→吸唾

根管封药 ------- 传递干小棉球→传递充填器和暂时充填材料封闭窝洞→传递湿小棉球去除多余材料并修整外形→传递橡皮障钳,协助拆除橡皮障

整理用物,交代注意事项

三、治疗后健康指导

1.治疗结束 2 小时后方可进食,24 小时内避免患侧咀嚼。

2.根管封药后,患者可能会出现不同程度的反应,轻度不适可自行缓解,无需处理,如有明显肿胀、疼痛,需来院就诊。

3.根管治疗后,由于牙体组织结构破坏及牙髓营养供应缺乏,导致患牙脆性增加,故避免用患牙咬硬物,以防患牙劈裂。

4.一般在开放引流后 1～2 天复诊,避免长期开放导致根管多重感染;封失活剂的患者按照所封药物的作用时间复诊。

四、注意事项

1.注射局部麻醉药品时注意观察患者的反应,安抚患者的情绪,做好心理护理。

2.放置失活剂时及时吸唾,防止唾液进入窝洞。

3.如穿髓孔出血多,需准备肾上腺素小棉球。

4.正确传递器械,避免在患者头面部传递;医护间传递注射器时,应将非注射端朝向对方,以防锐器伤。

5.安装车针时须确认车针完全就位,以免发生意外。

6.根据治疗需要准备棉卷,协助医生清除拔髓针上残余的牙髓。

7.进行急性根尖周炎切开排脓的治疗时,应做好相应的用物准备。

第二节　根管预备护理流程

根管预备是通过机械和化学的方法,去除根管系统内的感染物质,并将根管制备成有利于冲洗、封药和充填的形态的过程。根管预备的目的是根管系统的清理和成形,是根管治疗术的关键步骤。

一、治疗前评估与指导

1.评估患者对根管预备的了解程度,告知本次治疗的相关知识及治疗所需的时间。

2.评估患者的配合度,做好心理护理,消除恐惧心理。

3.评估患者的张口度、牙周及口腔卫生情况,指导正确的刷牙方式。

二、护理流程

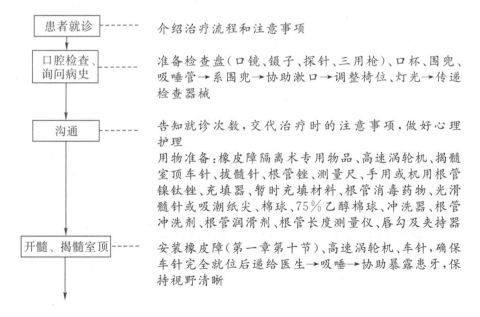

患者就诊 ------ 介绍治疗流程和注意事项

口腔检查、询问病史 ------ 准备检查盘(口镜、镊子、探针、三用枪)、口杯、围兜、吸唾管→系围兜→协助漱口→调整椅位、灯光→传递检查器械

沟通 ------ 告知就诊次数,交代治疗时的注意事项,做好心理护理
用物准备:橡皮障隔离术专用物品、高速涡轮机、揭髓室顶车针、拔髓针、根管锉、测量尺、手用或机用根管镍钛锉、充填器、暂时充填材料、根管消毒药物、光滑髓针或吸潮纸尖、棉球、75%乙醇棉球、冲洗器、根管冲洗剂、根管润滑剂、根管长度测量仪、唇勾及夹持器

开髓、揭髓室顶 ----- 安装橡皮障(第一章第十节)、高速涡轮机、车针,确保车针完全就位后递给医生→吸唾→协助暴露患牙,保持视野清晰

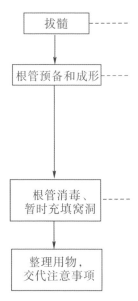

拔髓 ------ 传递拔髓针→遵医嘱传递根管冲洗剂,冲洗根管腔→吸唾

根管预备和成形 ----- 传递根管锉疏通根管→准备相应的根管冲洗剂→吸唾→测量并标记长度:准备根管长度测量仪、测尺;根管预备:依次传递量好长度的根管锉、手用或机用根管镍钛锉,做好器械的椅旁清洁→传递根管润滑剂(必要时)→冲洗根管:冲洗器抽取相应的根管冲洗剂→吸唾(重复以上步骤直至根管预备完成)

根管消毒、暂时充填窝洞 ----- 传递吸潮纸尖或棉捻干燥根管→准备根管消毒药物及干小棉球和(或)棉捻→传递充填器和暂时充填材料封闭窝洞→传递湿小棉球去除多余暂时充填材料→传递橡皮障钳,协助拆除橡皮障

整理用物,交代注意事项

三、治疗后健康指导

1.治疗后,患者可能有不同程度的反应,轻度不适可自行缓解,无需处理,如有明显肿胀、疼痛,可遵医嘱服药或来院就诊。

2.治疗结束2小时后方可进食,24小时内避免患侧咀嚼食物;如暂时充填材料脱落,需及时就诊。

3.根管治疗后,由于牙体组织结构被破坏,且缺乏牙髓的营养供应,导致脆性增加,故应避免用患牙咬硬物,以防患牙劈裂。

4.按时复诊,以免加重病情。

四、注意事项

1.保持操作视野清晰,及时吸除口腔内唾液。口镜起雾时可用棉球擦拭或三用枪冲洗、吹干。

2.传递冲洗器前确认冲洗针头安装紧密,同时测试其通畅性。

3.正确传递器械,防止锐器伤。

4.拔髓针应一人一用一丢弃。

5.器械使用前确保工作端无变形,以防发生折断。

6.根管锉、手用或机用镍钛锉,应提前标记工作长度,提高工作效率。根管重度弯曲的病例,应使用新器械。

7.为了避免牙本质碎屑造成根管阻塞,每换一支器械需用根管冲洗剂冲洗根管。

8.若需使用牙科显微镜,需要对显微镜的相关部位进行隔离防护,如在旋钮处放置避污帽,在把手处贴避污膜并接通显微镜电源、打开开关,准备相应的显微器械。

第三节　侧方加压充填护理流程

根管充填是根管系统经过根管预备和消毒后,利用根管充填材料进行严密封闭的方法,是根管治疗术的最后操作步骤,也是必不可少的关键环节。常用的根管充填技术有侧方加压充填技术和垂直加压充填技术。

一、治疗前评估与指导

1.评估患者对根管充填术的了解程度,告知其根管充填术的相关知识。

2.评估患者根管预备后的反应,包括是否有疼痛、口腔内暂时充填材料的保存情况。

3.评估患者的配合度,做好解释、安慰工作,消除其恐惧心理。

4.评估患者的张口度、牙周及口腔卫生情况,了解患者正确刷牙的依从性。

二、护理流程

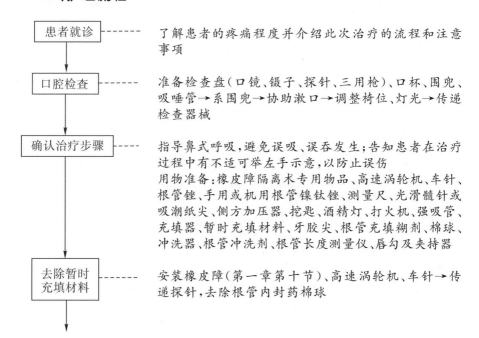

| 患者就诊 | ----- | 了解患者的疼痛程度并介绍此次治疗的流程和注意事项 |

口腔检查 ----- 准备检查盘(口镜、镊子、探针、三用枪)、口杯、围兜、吸唾管→系围兜→协助漱口→调整椅位、灯光→传递检查器械

确认治疗步骤 ----- 指导鼻式呼吸,避免误吸、误吞发生;告知患者在治疗过程中有不适可举左手示意,以防止误伤
用物准备:橡皮障隔离术专用物品、高速涡轮机、车针、根管锉、手用或机用根管镍钛锉、测量尺、光滑髓针或吸潮纸尖、侧方加压器、挖匙、酒精灯、打火机、强吸管、充填器、暂时充填材料、牙胶尖、根管充填糊剂、棉球、冲洗器、根管冲洗剂、根管长度测量仪、唇勾及夹持器

去除暂时充填材料 ----- 安装橡皮障(第一章第十节)、高速涡轮机、车针→传递探针,去除根管内封药棉球

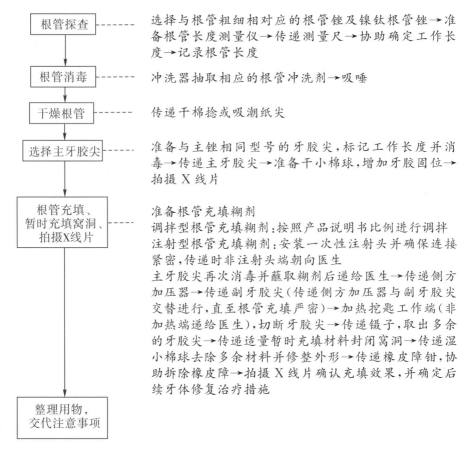

根管探查 ------ 选择与根管粗细相对应的根管锉及镍钛根管锉→准备根管长度测量仪→传递测量尺→协助确定工作长度→记录根管长度

根管消毒 ------ 冲洗器抽取相应的根管冲洗剂→吸唾

干燥根管 ------ 传递干棉捻或吸潮纸尖

选择主牙胶尖 ------ 准备与主锉相同型号的牙胶尖,标记工作长度并消毒→传递主牙胶尖→准备干小棉球,增加牙胶固位→拍摄X线片

根管充填、暂时充填窝洞、拍摄X线片 ------ 准备根管充填糊剂
调拌型根管充填糊剂:按照产品说明书比例进行调拌
注射型根管充填糊剂:安装一次性注射头并确保连接紧密,传递时非注射头端朝向医生
主牙胶尖再次消毒并蘸取糊剂后递给医生→传递侧方加压器→传递副牙胶尖(传递侧方加压器与副牙胶尖交替进行,直至根管充填严密)→加热挖匙工作端(非加热端递给医生),切断牙胶尖→传递镊子,取出多余的牙胶尖→传递适量暂时充填材料封闭窝洞→传递湿小棉球去除多余材料并修整外形→传递橡皮障钳,协助拆除橡皮障→拍摄X线片确认充填效果,并确定后续牙体修复治疗措施

整理用物,交代注意事项

三、治疗后健康指导

1.充填治疗后,患者可能有不同程度的术后反应,轻度不适可自行缓解,如有明显肿胀、疼痛,可遵医嘱服药或来院就诊。

2.治疗结束2小时后方可进食,24小时内避免患侧咀嚼。

3.根管治疗后,由于牙体组织结构被破坏,且缺少牙髓的营养供应,导致牙体强度降低、脆性增加,故应避免用患牙咬硬物,遵医嘱进行牙冠保护。

四、注意事项

1.加热去除牙胶尖时应提醒患者避免晃动头部,以免烫伤,并用强吸管吸去操作时产生的烟雾。

2.吸唾时,避免接触患者咽部敏感部位,防止其发生恶心、呕吐。

3.根据治疗需要和医生习惯选择合适的侧方加压器;根管封闭剂根据说明书要求现用现调。

4. 做影像学检查时需有人引导陪护,防止跌倒及小器械误吞、误吸。

5. 根据医生要求修剪与主锉相同型号的牙胶尖端长度,一般较工作长度短 0.5mm。

第四节　垂直加压充填护理流程

垂直加压充填技术是由 Schilder 首先提出的一种充填方法,其特点是加热根管中的充填材料使其软化,进而通过向根尖方向垂直加压,促使充填材料更为致密地充填根管各解剖区域,达到严密封闭根管的效果。

一、治疗前评估与指导

1. 评估患牙根尖周感染的控制情况,选择适宜的充填时机。
2. 告知患者垂直加压充填治疗的步骤、目的及操作时间。
3. 指导治疗过程中的配合方法。

二、护理流程

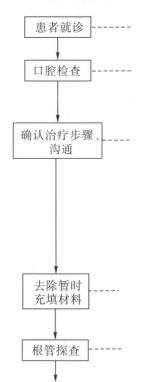

患者就诊 ------ 了解患者的疼痛程度并介绍此次治疗流程和注意事项

口腔检查 ------ 准备检查盘(口镜、镊子、探针、三用枪)、口杯、围兜、吸唾管→系围兜→协助漱口→调整椅位、灯光→传递检查器械

确认治疗步骤、沟通 ------ 协助医生向患者讲解根管治疗过程中可能出现的不适,交代注意事项和配合要求
用物准备:橡皮障隔离术专用物品、高速涡轮机、车针、根管锉、手用或机用镍钛根管锉、测量尺、光滑髓针或吸潮纸尖、携热器工作尖、银针、隔热保护套、强吸管、垂直加压器、充填器、牙胶尖、冲洗器、根管冲洗剂、根管充填糊剂、暂时充填材料、棉球、75%乙醇棉球、热牙胶充填仪器一套、根管长度测量仪、唇勾及夹持器

去除暂时充填材料 ------ 安装橡皮障(第一章第十节)、高速涡轮机、车针,确保车针完全就位后递给医生→吸唾→传递探针,去除根管内封药棉球

根管探查 ------ 选择与根管粗细相对应的根管锉及镍钛根管锉→准备根管长度测量仪→传递测量尺→协助确定工作长度→记录根管长度

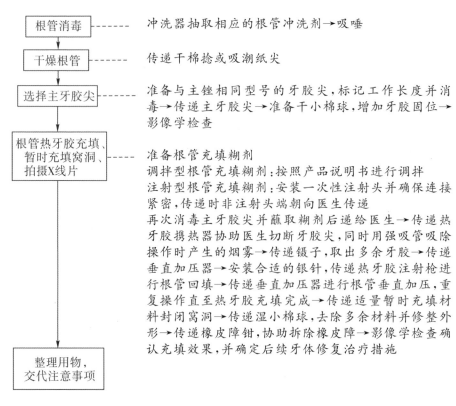

根管消毒 ------ 冲洗器抽取相应的根管冲洗剂→吸唾

干燥根管 ------ 传递干棉捻或吸潮纸尖

选择主牙胶尖 ------ 准备与主锉相同型号的牙胶尖,标记工作长度并消毒→传递主牙胶尖→准备干小棉球,增加牙胶固位→影像学检查

根管热牙胶充填、暂时充填窝洞、拍摄X线片 ------ 准备根管充填糊剂
调拌型根管充填糊剂:按照产品说明书进行调拌
注射型根管充填糊剂:安装一次性注射头并确保连接紧密,传递时非注射头端朝向医生传递
再次消毒主牙胶尖并蘸取糊剂后递给医生→传递热牙胶携热器协助医生切断牙胶尖,同时用强吸管吸除操作时产生的烟雾→传递镊子,取出多余牙胶→传递垂直加压器→安装合适的银针,传递热牙胶注射枪进行根管回填→传递垂直加压器进行根管垂直加压,重复操作直至热牙胶充填完成→传递适量暂时充填材料封闭窝洞→传递湿小棉球,去除多余材料并修整外形→传递橡皮障钳,协助拆除橡皮障→影像学检查确认充填效果,并确定后续牙体修复治疗措施

整理用物,交代注意事项

三、治疗后健康指导

1.充填治疗后,患者可能有不同程度的反应,轻度不适可自行缓解,无需处理,如有明显肿胀、疼痛,可遵医嘱服药或来院就诊。

2.治疗结束2小时后方可进食,24小时内避免患侧咀嚼。

3.根管治疗后,由于牙体组织缺乏牙髓营养供应而致脆性增加,故应避免用患牙咬硬物,遵医嘱进行牙冠保护。

四、注意事项

1.操作时注意观察患者的反应,做好隔热措施,防止烫伤,保证患者安全。

2.拍摄X线片时需有人引导陪护,防止跌倒及小器械误吞、误吸。

3.遵医嘱选择合适的垂直加压器、携热器工作尖、银针,每次使用后及时清除工作尖残留材料。

4.主牙胶尖与主尖锉型号相同,主牙胶尖尖端长度应根据医生要求修剪,一般较工作长度短0.5mm。

5.测量并记录携热器工作尖长度,一般较工作长度短5mm。

第五节 盖髓术护理流程

盖髓术是一种保存活髓的方法,即在接近牙髓的牙本质表面或已暴露的牙髓创面上,覆盖具有使牙髓病变恢复作用的制剂,以保护牙髓,消除病变。盖髓术又可分为直接盖髓术和间接盖髓术,直接盖髓术是用药物覆盖暴露出的牙髓,使牙髓组织免于新的损伤刺激,促进牙髓愈合修复;间接盖髓术是将盖髓剂覆盖在接近牙髓的牙本质表面。

一、治疗前评估与指导

1.评估患者对疾病的了解程度,告知其治疗的过程及治疗中可能导致的不适。

2.评估龋洞的病变深度,做好疼痛评估,及时给予心理护理。

3.评估患者对疼痛的耐受力,指导患者做好行为管理。

二、护理流程

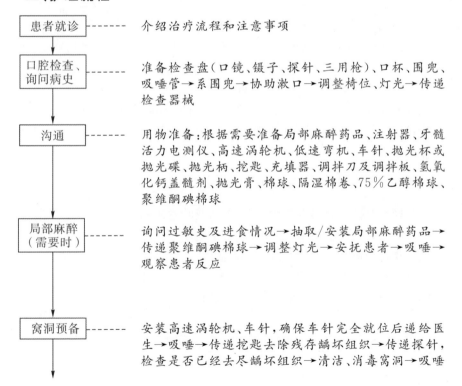

患者就诊 ------ 介绍治疗流程和注意事项

口腔检查、询问病史 ------ 准备检查盘(口镜、镊子、探针、三用枪)、口杯、围兜、吸唾管→系围兜→协助漱口→调整椅位、灯光→传递检查器械

沟通 ------ 用物准备:根据需要准备局部麻醉药品、注射器、牙髓活力电测仪、高速涡轮机、低速弯机、车针、抛光杯或抛光碟、抛光柄、挖匙、充填器、调拌刀及调拌板、氢氧化钙盖髓剂、抛光膏、棉球、隔湿棉卷、75%乙醇棉球、聚维酮碘棉球

局部麻醉(需要时) ------ 询问过敏史及进食情况→抽取/安装局部麻醉药品→传递聚维酮碘棉球→调整灯光→安抚患者→吸唾→观察患者反应

窝洞预备 ------ 安装高速涡轮机、车针,确保车针完全就位后递给医生→吸唾→传递挖匙去除残存龋坏组织→传递探针,检查是否已经去尽龋坏组织→清洁、消毒窝洞→吸唾

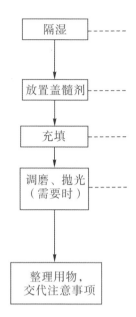

隔湿 ------- 传递隔湿棉卷协助固定,保持治疗区干燥,根据需要及时更换棉卷,使用橡皮障隔湿,方法同橡皮障隔离法护理流程(第一章第十节)

放置盖髓剂 ------- 准备氢氧化钙盖髓剂,按1∶1混合递给医生→吸唾

充填 ------- 遵医嘱传递暂时或永久充填材料

调磨、抛光(需要时) ------- 传递镊子取出隔湿棉卷或传递橡皮障钳,协助拆除橡皮障→传递咬合纸→更换抛光车针,调磨抛光→吸唾→75%乙醇棉球擦除多余咬合印记→安装低速弯机、抛光杯→传递抛光膏进行牙面抛光(根据需要更换抛光柄、抛光碟进行牙面抛光)

整理用物,交代注意事项

三、治疗后健康指导

1.告知患者治疗后可能会出现疼痛等不适,避免进食过冷或过热的食物,以免刺激牙髓。如仅有轻微不适并逐渐缓解,则无需处理;如疼痛明显,应及时复诊。

2.加强口腔卫生,指导患者正确的刷牙方法及牙线使用方法。

3.分步去龋法盖髓术观察3~6个月,两步直接盖髓术观察1~2周。如出现冷热刺激痛、自发痛、夜间痛,应及时复诊做下一步治疗;如无疼痛、温度刺激敏感等症状,即可充填。

四、注意事项

1.操作时注意观察患者的全身反应,及时沟通并积极处理。

2.吸唾时动作轻柔,避免接触患者咽部敏感部位。

3.操作中应及时做好器械的椅旁清洁,避免器械表面材料固结。

4.丁香酚材料会影响树脂材料的聚合,两者不可同时使用。

5.行盖髓术时,应做好相应的用物准备。

第六节　玻璃离子水门汀修复护理流程

玻璃离子水门汀由离子交联的聚合物基质以及包裹其中的玻璃填料微粒组成,既保留了聚羧酸锌水门汀粘结性好、刺激性小的优点,又通过加入硅酸铝玻璃粉改进了其机械强度低、色泽不美观的缺点。其可分为传统型、金属改良型、光固化型、树脂改良型,是一类多功能的牙科材料。

一、治疗前评估与指导

1.了解治疗方案。

2.评估患牙的洞形及缺损范围,告知患者疾病的相关知识,治疗需用的材料优缺点及费用。

3.告知治疗时的注意事项,做好心理护理。

4.评估患牙清洁度及全口牙齿的牙周情况,做好口腔卫生宣教。

二、护理流程

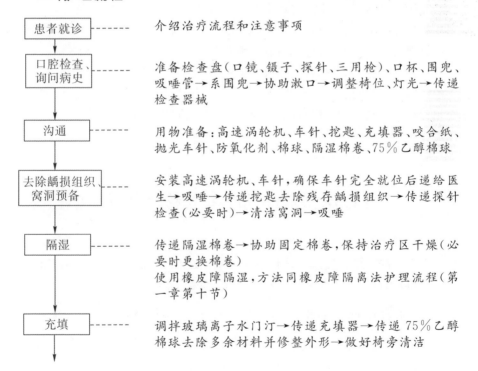

患者就诊 ------ 介绍治疗流程和注意事项

口腔检查、询问病史 ------ 准备检查盘(口镜、镊子、探针、三用枪)、口杯、围兜、吸唾管→系围兜→协助漱口→调整椅位、灯光→传递检查器械

沟通 ------ 用物准备:高速涡轮机、车针、挖匙、充填器、咬合纸、抛光车针、防氧化剂、棉球、隔湿棉卷、75%乙醇棉球

去除龋损组织、窝洞预备 ------ 安装高速涡轮机、车针,确保车针完全就位后递给医生→吸唾→传递挖匙去除残存龋损组织→传递探针检查(必要时)→清洁窝洞→吸唾

隔湿 ------ 传递隔湿棉卷→协助固定棉卷,保持治疗区干燥(必要时更换棉卷)
使用橡皮障隔湿,方法同橡皮障隔离法护理流程(第一章第十节)

充填 ------ 调拌玻璃离子水门汀→传递充填器→传递75%乙醇棉球去除多余材料并修整外形→做好椅旁清洁

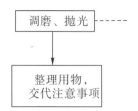

传递镊子取出隔湿棉卷或传递橡皮障钳,协助拆除橡皮障→传递咬合纸→更换抛光车针,调磨抛光→吸唾→75%乙醇棉球擦除多余咬合印记→涂布防氧化剂

三、治疗后健康指导

1.治疗后应避免进食过冷或过热的食物,以免造成牙髓刺激。告知患者有轻微不适可逐渐缓解,无需处理;如果疼痛明显或咬合有高点,应及时来院就诊。

2.治疗结束2小时后方可进食,24小时内健侧咀嚼,避免用患牙咬硬物。

3.加强口腔卫生,指导正确的刷牙方法及牙线使用方法。

四、注意事项

1.操作时注意观察患者的全身反应,及时与医生沟通。

2.吸唾时动作应轻柔,避免接触患者咽部敏感部位。

3.去除龋损组织时做好解释工作,进行心理护理,告知患者治疗过程中可能会出现的不适情况,若疼痛明显可举左手示意。

4.充填时加强隔湿,避免唾液污染窝洞。

5.调拌充填材料时应正确取用材料,注意材料粉液比例正确,遵医嘱选择充填材料,调拌完成的材料性状符合要求,掌握调拌时间、室内温度、粉末加入速度、浓度与凝固时间的关系。

6.按照使用说明正确存放材料。

第七节　复合树脂直接粘接修复护理流程

根据树脂材料的固化深度不同,复合树脂充填技术分为逐层充填和整块充填技术。常规树脂固化深度只有2mm,采用逐层充填技术;整块充填又称大块树脂充填,固化深度达4mm,临床一般用于深窝洞。

一、治疗前评估与指导

1.评估患者对疾病知识的认知情况和心理状态。

2.评估患牙的洞形及缺损范围,告知患者疾病预后,讲解治疗相关知识、材料的优缺点及费用。

3.告知治疗时的注意事项,做好心理护理。

4.评估患者牙齿清洁度及牙周情况,做好口腔卫生宣教。

二、护理流程

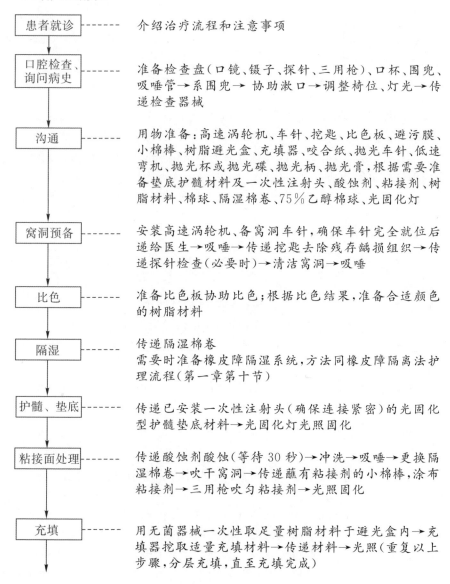

患者就诊 ------ 介绍治疗流程和注意事项

口腔检查、询问病史 ------ 准备检查盘(口镜、镊子、探针、三用枪)、口杯、围兜、吸唾管→系围兜→ 协助漱口→调整椅位、灯光→传递检查器械

沟通 ------ 用物准备:高速涡轮机、车针、挖匙、比色板、避污膜、小棉棒、树脂避光盒、充填器、咬合纸、抛光车针、低速弯机、抛光杯或抛光碟、抛光柄、抛光膏,根据需要准备垫底护髓材料及一次性注射头、酸蚀剂、粘接剂、树脂材料、棉球、隔湿棉卷、75%乙醇棉球、光固化灯

窝洞预备 ------ 安装高速涡轮机、备窝洞车针,确保车针完全就位后递给医生→吸唾→传递挖匙去除残存龋损组织→传递探针检查(必要时)→清洁窝洞→吸唾

比色 ------ 准备比色板协助比色;根据比色结果,准备合适颜色的树脂材料

隔湿 ------ 传递隔湿棉卷
需要时准备橡皮障隔湿系统,方法同橡皮障隔离法护理流程(第一章第十节)

护髓、垫底 ------ 传递已安装一次性注射头(确保连接紧密)的光固化型护髓垫底材料→光固化灯光照固化

粘接面处理 ------ 传递酸蚀剂酸蚀(等待30秒)→冲洗→吸唾→更换隔湿棉卷→吹干窝洞→传递蘸有粘接剂的小棉棒,涂布粘接剂→三用枪吹匀粘接剂→光照固化

充填 ------ 用无菌器械一次性取足量树脂材料于避光盒内→充填器挖取适量充填材料→传递材料→光照(重复以上步骤,分层充填,直至充填完成)

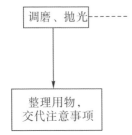

调磨、抛光------ 传递镊子取出隔湿棉卷或传递橡皮障钳,协助拆除橡皮障→传递咬合纸查看咬合高点→安装抛光车针,确保车针完全就位后递给医生→吸唾→75%乙醇棉球擦除多余咬合印记→安装低速弯机、抛光杯→传递抛光膏进行牙面抛光(根据需要更换抛光柄、抛光碟进行牙面抛光)

整理用物,
交代注意事项

三、治疗后健康指导

1.根据患牙龋损情况,宣教治疗后的进食注意事项,深龋治疗后应避免进食过冷或过热的食物,以免造成牙髓刺激,同时告知患者避免咬硬物。

2.治疗后如有轻微不适并逐渐缓解,则无需处理;若疼痛明显或咬合有高点,应及时来院就诊。

3.加强口腔卫生,指导患者正确的刷牙方法与牙线使用方法。

四、注意事项

1.操作时应正确了解治疗步骤,及时与医生沟通,注意观察患者的全身反应。

2.吸唾时,动作应轻柔,避免接触患者咽部敏感部位。

3.去除龋损组织时做好心理护理,告知患者治疗过程中可能会出现的不适情况,若疼痛明显可举左手示意;充填时加强隔湿,避免唾液污染窝洞;使用光固化灯时做好患者及医护人员眼睛的避光防护。

4.根据窝洞大小,一次性取足材料暂存避光盒内,分次传递,避光盒使用后应进行消毒。注射类材料的注射针头应一人一用一更换,禁止重复使用。

5.比色时应关闭牙椅光源,在自然光下进行比色。

第八节　显微根尖外科手术护理流程

部分根尖周病变的患者在进行根管治疗后仍无法治愈,此时需要根管外科手术治疗。根管外科手术是以清除或控制根管系统和根尖周病组织、病原体,促进恢复根尖周组织健康为目的一系列手术的总称。显微根尖外科是在显微镜的放大和照明下,通过外科方式,利用超声器械、微型手术器械等切除根尖、清除术区坏死组织和感染组织,严密封闭根管系统,促进软硬组织再生以及新的附着形成的治疗方法。

一、治疗前评估与指导

1.评估患者对该疾病的了解程度,向患者交代疾病的相关知识、手术过程、治疗费用等。

2.评估患者的身体健康状况和实验室检查结果,了解是否有高血压、糖尿病、风湿性疾病、出血倾向疾病等,了解用药情况,是否有药物过敏史;询问女性患者是否处于月经期。

3.评估患者张口度、牙周健康情况。

4.告知患者手术中的注意事项,做好心理护理,消除其紧张心理。

二、护理流程

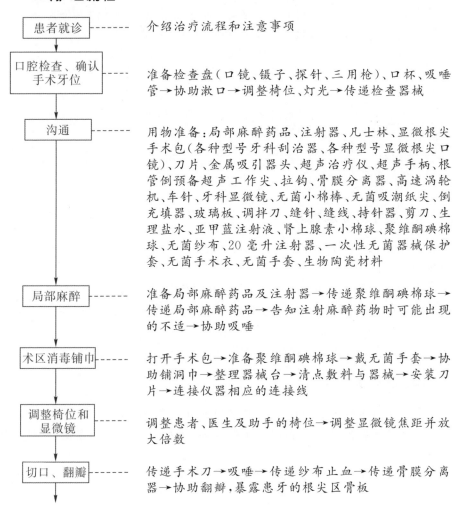

患者就诊 ------ 介绍治疗流程和注意事项

口腔检查、确认手术牙位 ------ 准备检查盘(口镜、镊子、探针、三用枪)、口杯、吸唾管→协助漱口→调整椅位、灯光→传递检查器械

沟通 ------ 用物准备:局部麻醉药品、注射器、凡士林、显微根尖手术包(各种型号牙科刮治器、各种型号显微根尖口镜)、刀片、金属吸引器头、超声治疗仪、超声手柄、根管倒预备超声工作尖、拉钩、骨膜分离器、高速涡轮机、车针、牙科显微镜、无菌小棉棒、无菌吸潮纸尖、倒充填器、玻璃板、调拌刀、缝针、缝线、持针器、剪刀、生理盐水、亚甲蓝注射液、肾上腺素小棉球、聚维酮碘棉球、无菌纱布、20毫升注射器、一次性无菌器械保护套、无菌手术衣、无菌手套、生物陶瓷材料

局部麻醉 ------ 准备局部麻醉药品及注射器→传递聚维酮碘棉球→传递局部麻醉药品→告知注射麻醉药物时可能出现的不适→协助吸唾

术区消毒铺巾 ------ 打开手术包→准备聚维酮碘棉球→戴无菌手套→协助铺洞巾→整理器械台→清点敷料与器械→安装刀片→连接仪器相应的连接线

调整椅位和显微镜 ------ 调整患者、医生及助手的椅位→调整显微镜焦距并放大倍数

切口、翻瓣 ------ 传递手术刀→吸唾→传递纱布止血→传递骨膜分离器→协助翻瓣,暴露患牙的根尖区骨板

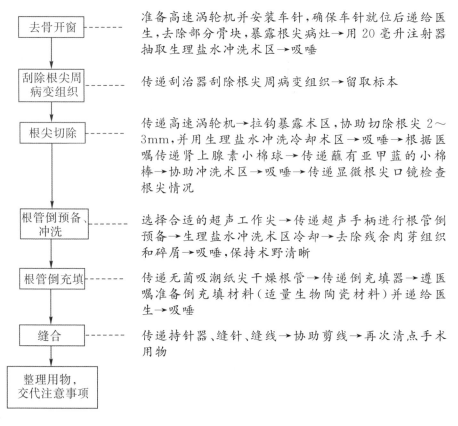

去骨开窗 ------ 准备高速涡轮机并安装车针,确保车针就位后递给医生,去除部分骨块,暴露根尖病灶→用20毫升注射器抽取生理盐水冲洗术区→吸唾

刮除根尖周病变组织 ------ 传递刮治器刮除根尖周病变组织→留取标本

根尖切除 ------ 传递高速涡轮机→拉钩暴露术区,协助切除根尖2～3mm,并用生理盐水冲洗冷却术区→吸唾→根据医嘱传递肾上腺素小棉球→传递蘸有亚甲蓝的小棉棒→协助冲洗术区→吸唾→传递显微根尖口镜检查根尖情况

根管倒预备、冲洗 ------ 选择合适的超声工作尖→传递超声手柄进行根管倒预备→生理盐水冲洗术区冷却→去除残余肉芽组织和碎屑→吸唾,保持术野清晰

根管倒充填 ------ 传递无菌吸潮纸尖干燥根管→传递倒充填器→遵医嘱准备倒充填材料(适量生物陶瓷材料)并递给医生→吸唾

缝合 ------ 传递持针器、缝针、缝线→协助剪线→再次清点手术用物

整理用物,交代注意事项

三、治疗后健康指导

1.手术后可能出现牙齿及局部创口轻度不适,可遵医嘱用药;如果出现肿胀、疼痛、出血等不适情况,应及时来院就诊。

2.治疗结束2小时后方可进食,24小时内勿刷牙、漱口、吸吮伤口及频繁吐口水,间歇用冰袋冷敷术区,防止伤口出血。1周内避免患侧咀嚼,勿食用过冷或过热的刺激性食物。

3.术后7～10天拆线,分别于术后3个月、6个月、1年复诊。

四、注意事项

1.注射局部麻醉药品时,注意观察患者面色、呼吸、脉搏等情况。

2.术中及时擦净器械表面残余的血渍,吸净手术部位的血液,保持术野清晰。

3.器械台上的敷料与器械在术前、关闭切口前及手术结束后均须双人核对数量,检查缝针、缝线等小器械的完整性。

4.材料调拌方法正确,用量合理,符合治疗要求。

5.严格执行无菌操作,防止交叉感染。

第九节 冷光美白术护理流程

一、治疗前评估与指导

1.了解患者对牙齿美白的期望值,告知治疗的步骤、时间、预后及可能的并发症。

2.评估患者的健康状况、过敏史、牙周情况,对口腔卫生状况不良者建议进行术前洁治。

3.指导患者日常口腔卫生维护知识。

二、护理流程

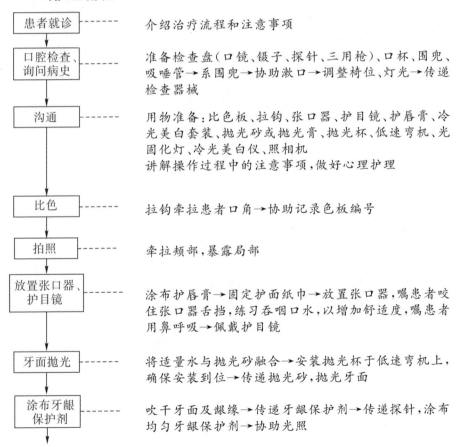

患者就诊	介绍治疗流程和注意事项
口腔检查、询问病史	准备检查盘(口镜、镊子、探针、三用枪)、口杯、围兜、吸唾管→系围兜→协助漱口→调整椅位、灯光→传递检查器械
沟通	用物准备:比色板、拉钩、张口器、护目镜、护唇膏、冷光美白套装、抛光砂或抛光膏、抛光杯、低速弯机、光固化灯、冷光美白仪、照相机 讲解操作过程中的注意事项,做好心理护理
比色	拉钩牵拉患者口角→协助记录色板编号
拍照	牵拉颊部,暴露局部
放置张口器、护目镜	涂布护唇膏→固定护面纸巾→放置张口器,嘱患者咬住张口器舌挡,练习吞咽口水,以增加舒适度,嘱患者用鼻呼吸→佩戴护目镜
牙面抛光	将适量水与抛光砂融合→安装抛光杯于低速弯机上,确保安装到位→传递抛光砂,抛光牙面
涂布牙龈保护剂	吹干牙面及龈缘→传递牙龈保护剂→传递探针,涂布均匀牙龈保护剂→协助光照

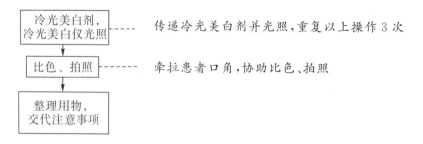

传递冷光美白剂并光照,重复以上操作3次

牵拉患者口角,协助比色、拍照

三、治疗后健康指导

1. 治疗结束后 24 小时内牙齿可能会有酸痛症状,可遵医嘱服用止痛药物。

2. 治疗后 24 小时内建议选择食用白色或无色的食物,24 小时后尽量避免食用有色食物及过冷、过热的刺激性食物。

3. 避免吸烟,以防牙齿着色。

四、注意事项

1. 自然光线下拍照记录治疗牙前后色号,比色板用后及时消毒。

2. 操作时注意保护牙龈及黏膜,避免灼伤。如有灼伤,可立即在灼伤处涂抹维生素 E 减轻症状。

3. 光照时使用护目镜以保护医护人员及患者的眼睛。

第十节　橡皮障隔离法护理流程

橡皮障由橡皮布、橡皮障夹、橡皮障夹钳、橡皮障支架和打孔器组成。橡皮障隔离可以有效阻止唾液及微生物对术区的污染以及患者误吞、误吸的发生。

一、治疗前评估与指导

1. 告知患者使用橡皮障隔离的目的,进行心理护理,消除其恐惧心理。

2. 评估患者的张口度及患牙缺损情况,评估是否有橡胶过敏。

3. 选择合适的橡皮障夹和橡皮障架,指导患者在治疗过程中正确的鼻呼吸方式。

二、护理流程

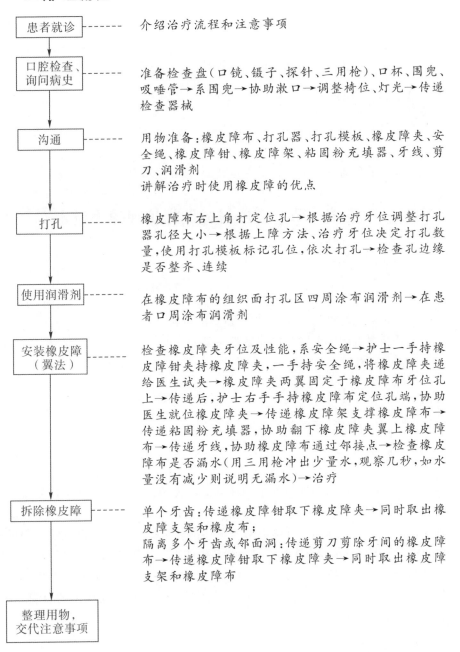

患者就诊	介绍治疗流程和注意事项
口腔检查、询问病史	准备检查盘(口镜、镊子、探针、三用枪)、口杯、围兜、吸唾管→系围兜→协助漱口→调整椅位、灯光→传递检查器械
沟通	用物准备:橡皮障布、打孔器、打孔模板、橡皮障夹、安全绳、橡皮障钳、橡皮障架、粘固粉充填器、牙线、剪刀、润滑剂 讲解治疗时使用橡皮障的优点
打孔	橡皮障布右上角打定位孔→根据治疗牙位调整打孔器孔径大小→根据上障方法、治疗牙位决定打孔数量,使用打孔模板标记孔位,依次打孔→检查孔边缘是否整齐、连续
使用润滑剂	在橡皮障布的组织面打孔区四周涂布润滑剂→在患者口周涂布润滑剂
安装橡皮障(翼法)	检查橡皮障夹牙位及性能,系安全绳→护士一手持橡皮障钳夹持橡皮障夹,一手持安全绳,将橡皮障夹递给医生试夹→橡皮障夹两翼固定于橡皮障布牙位孔上→传递后,护士右手手持橡皮障布定位孔端,协助医生就位橡皮障夹→传递橡皮障架支撑橡皮障布→传递粘固粉充填器,协助翻下橡皮障夹翼上橡皮障布→传递牙线,协助橡皮障布通过邻接点→检查橡皮障布是否漏水(用三用枪冲出少量水,观察几秒,如水量没有减少则说明无漏水)→治疗
拆除橡皮障	单个牙齿:传递橡皮障钳取下橡皮障夹→同时取出橡皮障支架和橡皮布; 隔离多个牙齿或邻面洞:传递剪刀剪除牙间的橡皮障布→传递橡皮障钳取下橡皮障夹→同时取出橡皮障支架和橡皮障布
整理用物,交代注意事项	

三、治疗后健康指导

1.治疗后患者可能出现不适的情况,主要与橡皮障夹压迫有关,如不能缓解应及时联系医生,必要时复诊。

2.根据治疗内容进行相应的健康宣教。

四、注意事项

1.选择合适的橡皮障夹,检查橡皮障夹的稳固性,防止橡皮障夹脱落导致误吞。

2.安装后检查橡皮障夹是否压迫牙龈,橡皮障布有无覆盖鼻孔。

第十一节　充填材料调拌护理操作技术

一、操作前评估

1.了解治疗目的,确认选择的充填材料。

2.评估窝洞的部位及大小,选择适量的材料。

3.评估患者的配合度及口腔黏膜情况。

4.评估操作环境。

二、用物准备

调拌刀、调拌纸、充填材料、75％乙醇棉球。

三、操作流程

核对材料→按比例取粉液至调拌纸上,粉液间距 1～2cm→将粉分成 2 等份,第 2 份粉再分成 2 等份和(或)根据材料使用说明操作→取离液体较近的粉加入液体,朝同一方向调拌,调拌刀与调拌纸完全接触混匀→每份粉调匀后再将下一份粉加入调拌,调拌时间参考产品说明书→将调拌均匀的充填材料收拢于调拌刀刀尖→充填器递给医生,左手护于右手下做支点,材料应在患者的下颌与前胸之间传递→用 75％乙醇棉球清理调拌刀及充填器械上的材料,弃调拌纸→整理用物并洗手。

四、注意事项

1.取粉前先松动粉剂,取液前先排气。取料合理,符合节约原则。

2. 调拌前仔细核对材料名称及有效期。

3. 根据治疗进程,掌握好调拌时机,以免影响充填效果。

4. 掌握调拌时间、室内温度、粉末加入速度、浓度与凝固时间的关系。

5. 调拌材料至面团状,如材料不符合要求应弃去,重新调拌。

6. 调拌刀使用后及时清洁,调拌纸使用后应丢弃,不可重复使用。

第十二节　根管治疗器械处理流程

一、根管治疗用器械

1. 牙科小器械:规格较小的牙科器械,如各种型号车针、根管器具等。

2. 根管器具:对根管进行探查、穿透、预备或充填的器具,如根管锉、根管扩大器、根管光滑髓针等。

3. 根管治疗常用器械:高速涡轮机、揭髓室顶车针、拔髓针、光滑髓针、扩大锉、手用或机用根管镍钛锉、侧压针、充填器、挖匙、携热器工作尖、银针、垂直加压器等。

二、预处理

1. 用 75% 乙醇棉球擦拭,去除器械上的污物。

2. 结构复杂、不能及时清洗的根管治疗器械使用生活饮用水或酶洗液清洁剂保湿放置。

3. 牙科手机(高速涡轮机)使用后,将牙科手机从连线上卸下,取下车针,初步去污后存放于干燥容器。

4. 禁止将一次性使用器械处理后重复使用。

三、处理流程

1. 牙科小器械:保湿密闭回收→超声清洗→漂洗→终末漂洗→煮沸消毒→干燥柜干燥→使用带光源放大镜检查清洗质量与器械性能→专用器械盒盛装→包装→灭菌→监测合格后放行。

2. 充填类器械:回收→分类清点→手工刷洗→合理装载至全自动清洗消毒机进行清洗、消毒、干燥→质量检查→包装→灭菌→监测合格后放行。

3. 牙科手机

(1)手工清洗及保养:回收→流动水冲洗→去除表面污染物→酶洗液刷洗→水枪冲洗内部管路→气枪吹出管路内多余水分→干燥柜彻底干燥→注入润

滑油(夹持器械部位卡盘或三瓣簧每日注油一次)→塑封包装→灭菌→监测合格后放行。

(2)机械清洗及保养:回收→流动水冲洗→去除表面材料等污垢→放入机械清洗设备,固定于相匹配插孔内→选择程序清洗消毒→取出牙科手机,用气枪吹出管路内多余水分→干燥柜彻底干燥→插入自动注油养护机进行注油保养→塑封包装→压灭菌→监测合格后放行。

四、注意事项

1. 为提高器械清洗质量,器械使用后表面粘着的材料应在未干固前清除。

2. 为防止产生气溶胶,刷洗操作应在水面下进行。

3. 根管器具为高度危险的口腔器械,包装灭菌后应无菌保存。如裸露灭菌或拆除包装,应立即使用,最长不超过 4 小时。

4. 器械灭菌首选压力蒸汽,不耐高温的根管治疗器械根据产品说明书选择合适的灭菌方法。

5. 压力水枪、压力气枪的压力不宜超过牙科手机使用说明书上标注的压力值。

6. 各类根管器具性能不佳的,如有螺纹拉长、弯折、变形,不应再使用。

第二章

牙周治疗的护理

第一节　龈上超声洁治术护理流程

龈上洁治术是指用洁治器械去除龈上的牙石、菌斑和色渍,并磨光牙面,以延迟菌斑和牙石的再沉积。洁治术是去除龈上菌斑和牙石的最有效方法,包括手用器械洁治和超声波洁牙机洁治。

一、治疗前评估与指导

1.评估患者对龈上洁治术的了解程度,告知治疗的相关知识。

2.评估患者的身体状况及实验室检查结果,询问有无血液病、糖尿病、高血压等病史,有无肝炎、肺结核等传染病,是否装有心脏起搏器、服用抗凝药物等。

3.评估患者是否有种植义齿。

4.告知患者治疗中可能的不适,以取得配合。

二、护理流程

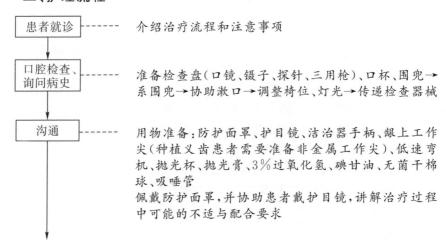

患者就诊 ------ 介绍治疗流程和注意事项

口腔检查、
询问病史 ------ 准备检查盘(口镜、镊子、探针、三用枪)、口杯、围兜→系围兜→协助漱口→调整椅位、灯光→传递检查器械

沟通 ------ 用物准备:防护面罩、护目镜、洁治器手柄、龈上工作尖(种植义齿患者需要准备非金属工作尖)、低速弯机、抛光杯、抛光膏、3%过氧化氢、碘甘油、无菌干棉球、吸唾管
佩戴防护面罩,并协助患者戴护目镜,讲解治疗过程中可能的不适与配合要求

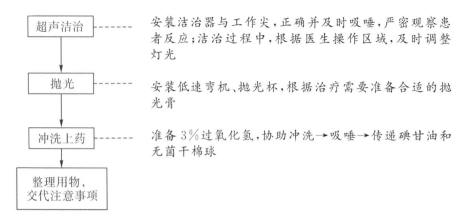

超声洁治 ----- 安装洁治器与工作尖,正确并及时吸唾,严密观察患者反应;洁治过程中,根据医生操作区域,及时调整灯光

抛光 ----- 安装低速弯机、抛光杯,根据治疗需要准备合适的抛光膏

冲洗上药 ----- 准备 3% 过氧化氢,协助冲洗→吸唾→传递碘甘油和无菌干棉球

整理用物,交代注意事项

三、治疗后健康指导

1.治疗结束当天,唾液中有血丝属正常现象,如出血较多应及时来院就诊。

2.针对患者个体情况,使用通俗易懂的语言指导口腔卫生的方法。

3.指导正确的刷牙方法。

(1)刷毛与龈缘呈 45°,以 2～3 颗牙齿为一个刷牙单位,按顺序来回颤动刷,每颗牙刷十次左右。

(2)上下牙齿分开刷,上面的牙齿向下面刷,下面的牙齿向上面刷,牙齿里外都要刷。

(3)每日刷牙 2～3 次,每次 3 分钟以上。

4.牙间隙的食物残渣用辅助清洁工具清除,如牙间隙刷、牙线,并教会牙线的正确使用方法。

5.治疗后 2～3 天,牙可能存在冷热过敏反应,此时避免进食过冷、过热食物。

6.定期随访,一般每隔 6 个月进行一次口腔检查。

四、注意事项

1.治疗时做好个人防护,防止交叉感染。

2.治疗过程中注意观察患者反应,及时调整功率和出水量。

3.血液病、肺结核活动期、肝炎和戴有无屏蔽装置的心脏起搏器患者不宜超声洁治治疗。心血管疾病患者必要时在心电监护下进行龈上洁治术。

4.金属超声器械工作头不能用于钛种植体、瓷修复体表面的洁治。

5.治疗过程中及时吸唾,保证治疗区域视野清晰。吸唾时注意保护口腔黏膜,避开患者咽部敏感部位,以免引起恶心。

6.做好诊疗区域的物体表面消毒工作,有条件者治疗时使用强力吸引器,以减少空气中的微生物气溶胶。

7.做好洁治治疗用水的管理,尽可能使用无菌水。

8.洁治后嘱患者漱口,漱去牙石。

第二节　龈下刮治术/根面平整术护理流程

用比较精细的龈下刮治器刮除位于牙周袋内根面上的牙石和菌斑,称为龈下刮治术。做龈下刮治时必须同时刮除牙根表面感染的病变牙骨质,并清除部分嵌入牙骨质的牙石和毒素,使刮治后的根面光滑而平整,这个过程称为根面平整术。龈下刮治和根面平整从概念上虽然有所差异,是两个步骤,但是在临床上实际是同时进行的。

一、治疗前评估与指导

1.评估患者对疾病的了解程度,告知疾病的相关知识。

2.评估患者身体状况,是否安装心脏起搏器(起搏器类型)、有无高血压及药物过敏史等。

3.指导患者对于治疗过程中可能发生的不适的处理方法及注意事项,做好心理护理,取得患者配合。

二、护理流程

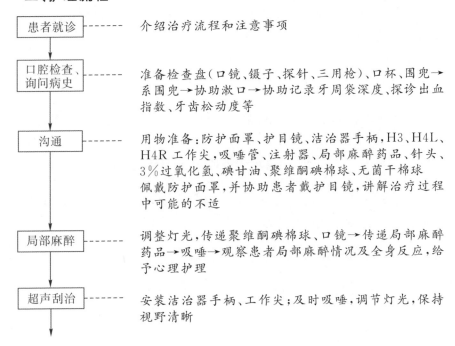

| 患者就诊 | ------ 介绍治疗流程和注意事项 |

| 口腔检查、询问病史 | ------ 准备检查盘(口镜、镊子、探针、三用枪)、口杯、围兜→系围兜→协助漱口→协助记录牙周袋深度、探诊出血指数、牙齿松动度等 |

| 沟通 | ------ 用物准备:防护面罩、护目镜、洁治器手柄,H3、H4L、H4R工作尖,吸唾管、注射器、局部麻醉药品、针头、3%过氧化氢、碘甘油、聚维酮碘棉球、无菌干棉球 佩戴防护面罩,并协助患者戴护目镜,讲解治疗过程中可能的不适 |

| 局部麻醉 | ------ 调整灯光,传递聚维酮碘棉球、口镜→传递局部麻醉药品→吸唾→观察患者局部麻醉情况及全身反应,给予心理护理 |

| 超声刮治 | ------ 安装洁治器手柄、工作尖;及时吸唾,调节灯光,保持视野清晰 |

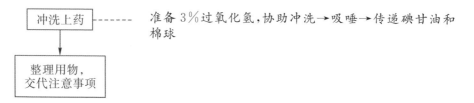

冲洗上药 ------ 准备3%过氧化氢,协助冲洗→吸唾→传递碘甘油和棉球

整理用物,
交代注意事项

三、治疗后健康指导

1.避免反复吐口水、漱口。治疗结束当天,唾液中有血丝属正常现象,如出血较多,及时来院就诊。

2.指导正确的刷牙方法。

3.进食后注意漱口,用牙线或牙间隙刷清除牙间隙的食物残渣,保持口腔清洁。

4.待局部麻醉药品药效褪去后方可进食,治疗当天进食温凉食物,避免进食过热或刺激性食物,防止出血。

5.1周后复诊,进行其余区域刮治,分别于治疗完成后1个月、3个月、6个月复查。

四、注意事项

1.严格无菌操作,做好自身防护,防止交叉感染。

2.治疗过程中及时吸唾,保证治疗区域视野清晰。吸唾时,注意保护口腔黏膜,避开患者咽部敏感部位,以免引起恶心。

3.治疗结束后观察半小时,无不适再离开。

4.治疗过程中注意观察患者的反应,心血管疾病者必要时在心电监护下进行治疗。

5.治疗结束后做好综合治疗椅表面和水路系统的冲洗消毒工作。

第三节 喷砂术护理流程

喷砂术是通过高速气流、水、抛光砂共同对牙面实施光洁处理的一种治疗方法。适用于烟斑、色渍多的牙。

一、治疗前评估与指导

1.评估患者对喷砂术的了解程度,告知喷砂术的主要作用。

2.评估患者心理状况及其对治疗效果的预期值,告知患者喷砂术的治疗范围不包括牙齿美白,给予针对性心理护理。

3.告知患者治疗过程中的注意事项,取得患者配合。

二、护理流程

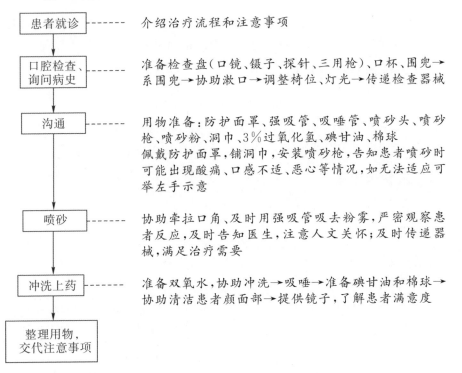

三、治疗后健康指导

1.治疗结束后 2 小时方可进食,忌食刺激性及有颜色的食物。告知患者治疗当天唾液中有血丝属正常现象;如出血较多,应及时来院就诊。

2.进食有颜色的食物后需及时漱口,1 周内尽量不抽烟、不喝茶和咖啡,以防色素沉着。

3.定期进行牙周检查及口腔健康维护。

四、注意事项

1.喷砂过程中存在喷溅现象,应做好患者面部喷溅物防护。

2.治疗时注意做好个人防护,防止交叉感染。

3.及时使用强吸管吸除粉雾及唾液,吸唾时注意方法与放置位置,勿影响操作者视野。注意保护患者的口腔黏膜,避开咽部敏感部位,以免引起恶心。

第四节 牙龈切除术护理流程

牙龈切除术是指用手术方法切除增生肥大的牙龈组织或后牙某些部位的中等深度牙周袋,重建牙龈的生理外形及正常的龈沟。

一、治疗前评估与指导

1. 评估患者对手术的了解程度,告知手术的相关知识。

2. 评估患者身体健康状况、局部牙龈情况和口腔卫生情况。

3. 告知患者手术方法,交代术中注意事项,取得配合,以提高手术成功率。

二、护理流程

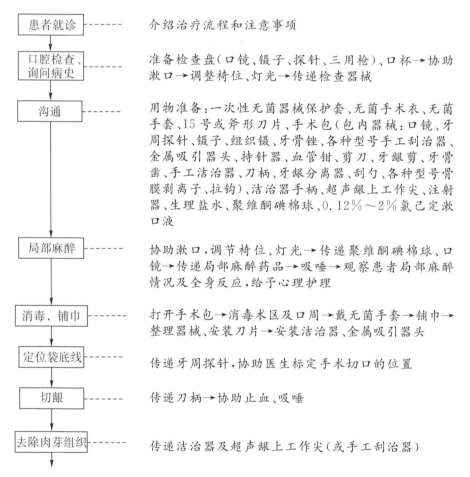

患者就诊 ------ 介绍治疗流程和注意事项

口腔检查、询问病史 ------ 准备检查盘(口镜、镊子、探针、三用枪)、口杯→协助漱口→调整椅位、灯光→传递检查器械

沟通 ------ 用物准备:一次性无菌器械保护套、无菌手术衣、无菌手套、15号或斧形刀片、手术包(包内器械:口镜、牙周探针、镊子、组织镊、牙骨锉、各种型号手工刮治器、金属吸引器头、持针器、血管钳、剪刀、牙龈剪、牙骨凿、手工洁治器、刀柄、牙龈分离器、刮匙、各种型号骨膜剥离子、拉钩)、洁治器手柄、超声龈上工作尖、注射器、生理盐水、聚维酮碘棉球、0.12%~2%氯己定漱口液

局部麻醉 ------ 协助漱口,调节椅位、灯光→传递聚维酮碘棉球、口镜→传递局部麻醉药品→吸唾→观察患者局部麻醉情况及全身反应,给予心理护理

消毒、铺巾 ------ 打开手术包→消毒术区及口周→戴无菌手套→铺巾→整理器械、安装刀片→安装洁治器、金属吸引器头

定位袋底线 ------ 传递牙周探针,协助医生标定手术切口的位置

切龈 ------ 传递刀柄→协助止血、吸唾

去除肉芽组织 ------ 传递洁治器及超声龈上工作尖(或手工刮治器)

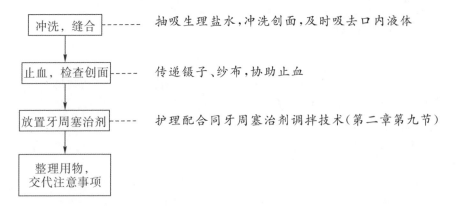

冲洗，缝合	抽吸生理盐水，冲洗创面，及时吸去口内液体
止血，检查创面	传递镊子、纱布，协助止血
放置牙周塞治剂	护理配合同牙周塞治剂调拌技术（第二章第九节）
整理用物，交代注意事项	

三、治疗后健康指导

1.术后 3～5 天出现唾液发红或有血丝、肿胀、疼痛等属正常现象。如出血较多，需来院就诊。

2.24 小时内避免刷术区牙齿，当天饮食以温凉流质为宜，避免进食过热、过硬的食物。

3.牙周塞治剂有保护创面的作用，5～7 天复诊取出，期间如有脱落，及时复诊，根据创面愈合程度判断是否需重新塞治。

四、注意事项

1.术中严格无菌操作。

2.术中注意观察患者反应，若有异常及时处理；心血管疾病者必要时在心电监护下手术。

3.术中正确并及时吸唾，保证术区视野清晰。吸唾时注意保护口腔黏膜，避开咽部敏感部位，以免引起恶心。

4.牵拉时动作轻柔，避免造成患者口角损伤，牵拉前可用生理盐水纱布湿润口角，以免损伤。

5.传递利器时注意传递方向，避免锐器伤。

第五节　翻瓣术护理流程

翻瓣术是指通过手术切除部分牙周袋及袋内壁，并翻起牙龈的黏膜骨膜瓣，在直视下刮净龈下牙石和肉芽组织，必要时可修整牙槽骨，然后将牙龈瓣复位、缝合，达到消除牙周袋或使牙周袋变浅的目的。

一、治疗前评估与指导

1.评估患者对手术的了解程度,告知手术的相关知识。

2.评估患者的身体健康状况、手术牙位及牙周袋深度,了解药物过敏史;告知其手术注意事项,做好心理护理,取得患者配合。

3.女性患者避开月经期。

4.告知术后注意事项,指导患者术后正确的刷牙方法,强调保持口腔卫生的重要性。

二、护理流程

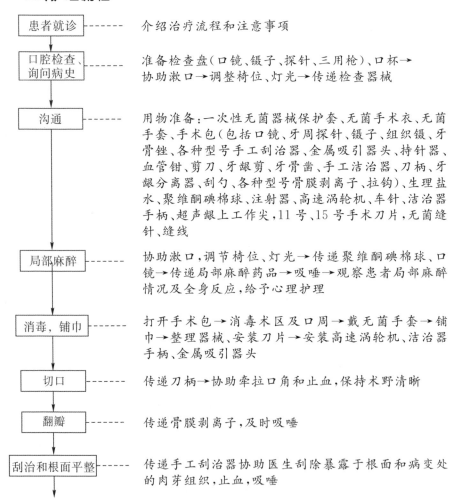

| 患者就诊 | ------ | 介绍治疗流程和注意事项 |

口腔检查、询问病史 ------ 准备检查盘(口镜、镊子、探针、三用枪)、口杯→协助漱口→调整椅位、灯光→传递检查器械

沟通 ------ 用物准备:一次性无菌器械保护套、无菌手术衣、无菌手套、手术包(包括口镜、牙周探针、镊子、组织镊、牙骨锉、各种型号手工刮治器、金属吸引器头、持针器、血管钳、剪刀、牙龈剪、牙骨凿、手工洁治器、刀柄、牙龈分离器、刮匙、各种型号骨膜剥离子、拉钩)、生理盐水、聚维酮碘棉球、注射器、高速涡轮机、车针、洁治器手柄、超声龈上工作尖,11号、15号手术刀片,无菌缝针、缝线

局部麻醉 ------ 协助漱口,调节椅位、灯光→传递聚维酮碘棉球、口镜→传递局部麻醉药品→吸唾→观察患者局部麻醉情况及全身反应,给予心理护理

消毒,铺巾 ------ 打开手术包→消毒术区及口周→戴无菌手套→铺巾→整理器械、安装刀片→安装高速涡轮机、洁治器手柄、金属吸引器头

切口 ------ 传递刀柄→协助牵拉口角和止血,保持术野清晰

翻瓣 ------ 传递骨膜剥离子,及时吸唾

刮治和根面平整 ------ 传递手工刮治器协助医生刮除暴露于根面和病变处的肉芽组织,止血,吸唾

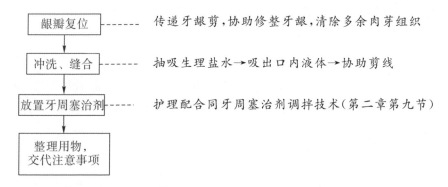

龈瓣复位 ------ 传递牙龈剪,协助修整牙龈,清除多余肉芽组织

冲洗、缝合 ------ 抽吸生理盐水→吸出口内液体→协助剪线

放置牙周塞治剂 ----- 护理配合同牙周塞治剂调拌技术(第二章第九节)

整理用物,交代注意事项

三、治疗后健康指导

1.术后可能会有疼痛,遵医嘱服用药物,术后 24 小时内用冰袋间断冷敷术区相应面部,以减轻术后组织水肿。

2.手术当天可刷牙,但避免刷术区,用 0.12%~0.2%氯己定液轻轻含漱,每天 2 次,直至可以恢复正常刷牙为止,以减少菌斑形成。手术当天饮食以温凉流质为宜,避免进食过热、过硬的食物。

3.术后 2 天内可能会有体温轻度升高、术区对应的面颊部无痛性肿胀等不适,若术后 4 天症状仍然存在或加重,需复诊检查。

4.术后 3~5 天内唾液含有红色血丝,属正常现象,如出血较多,需复诊检查。

5.术后可出现术区咬合疼痛,一般会逐渐消退,如持续不退或症状加重,需要复诊处理。

6.牙周塞治剂有保护创面的作用,期间如有脱落,应及时复诊。

7.一般术后 1 周除去塞治剂并拆线,去除牙周塞治剂后的术区组织有上皮覆盖,应避免碰触,以免出血。

8.建议戒烟,以免影响术区愈合。

四、注意事项

1.术中严格无菌操作。

2.根据医嘱塑形牙周塞治剂,放置牙周塞治剂前协助医生彻底止血、隔湿、牵拉唇或颊部。

3.吸唾时,注意保护口腔黏膜,牵拉唇、颊时动作轻柔、准确,牵拉前可用生理盐水湿润纱布以湿润口唇,避免损伤。

4.术中注意观察患者反应,心血管疾病者必要时在心电监护下手术。

5.传递利器时注意传递方向,避免锐器伤。

第六节　牙冠延长术护理流程

牙冠延长术是通过手术的方法,降低牙槽骨和龈缘的位置,使原来位于龈下的健康的牙齿结构暴露于龈上,使临床牙冠加长,从而修复牙齿或解决美观问题。

一、治疗前评估与指导

1.评估患者的身体健康状况、牙龈和口腔卫生情况。

2.评估患者对手术的了解程度、心理状态及治疗期望值,做好心理护理。

3.评估患牙的生物学宽度,牙根形态及长度,术后修复的冠根比例;美学区需评估邻牙的牙龈形态以及唇齿关系等。

4.告知患者手术的大致过程,指导患者术中配合要点,取得患者配合。

二、护理流程

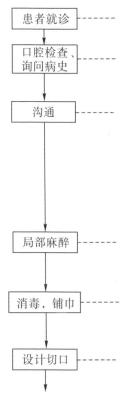

患者就诊 ------ 介绍治疗流程和注意事项

口腔检查、询问病史 ------ 准备检查盘(口镜、镊子、探针、三用枪)、口杯→协助漱口→调整椅位、灯光→传递检查器械

沟通 ------ 用物准备:一次性无菌器械保护套、无菌手术衣、无菌手套、手术包(口镜、牙周探针、镊子、组织镊、牙骨锉、各种型号手工刮治器、金属吸引器头、持针器、血管钳、剪刀、牙龈剪、牙骨凿、手工洁治器、刀柄、牙龈分离器、刮匙、各种型号骨膜剥离器、拉钩)、生理盐水、聚维酮碘棉球、注射器、高速涡轮机、车针、洁治器手柄、超声龈上工作尖、刀片、缝针、缝线

局部麻醉 ------ 协助漱口,调节椅位、灯光→传递聚维酮碘棉球、口镜→传递局部麻醉药品→吸唾→观察患者局部麻醉情况及全身反应,给予心理护理

消毒,铺巾 ------ 打开手术包→消毒术区及口周→戴无菌手套→穿手术衣→整理器械,安装刀片→安装高速涡轮机、金属吸引器头

设计切口 ------ 传递牙周探针,协助医生探明残冠龈方位置范围及牙周袋的深度

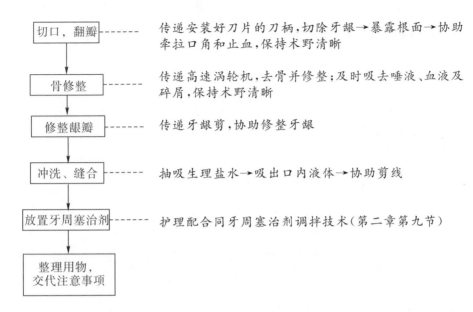

切口，翻瓣 ------ 传递安装好刀片的刀柄，切除牙龈→暴露根面→协助牵拉口角和止血，保持术野清晰

骨修整 ------ 传递高速涡轮机，去骨并修整；及时吸去唾液、血液及碎屑，保持术野清晰

修整龈瓣 ------ 传递牙龈剪，协助修整牙龈

冲洗、缝合 ------ 抽吸生理盐水→吸出口内液体→协助剪线

放置牙周塞治剂 ------ 护理配合同牙周塞治剂调拌技术（第二章第九节）

整理用物，交代注意事项

三、治疗后健康指导

1. 术后 7～10 天拆线，4 周复诊，6 周可做修复体，涉及美容的修复至少在术后 2 个月后进行。为了保持龈缘稳定，建议术后 1～2 周戴临时冠。

2. 参照翻瓣术治疗后健康指导。

四、注意事项

1. 术中严格无菌操作，使用高速涡轮机骨修整时，冷却水应无菌。

2. 使用骨凿进行骨修整时，事先告知患者可能的不适。

3. 根据医嘱塑形牙周塞治剂，放置牙周塞治剂前协助医生彻底止血、隔湿、牵拉唇或颊部。

4. 吸唾时，注意保护口腔黏膜，牵拉唇、颊时动作轻柔、准确，牵拉前用生理盐水湿润纱布，以湿润口唇，避免损伤。

5. 注意保护精密锐利器械，传递时注意传递方向，避免锐器伤。

第七节　牙周引导性组织再生术护理流程

引导性组织再生术是在牙周手术中利用膜性材料作为屏障，阻挡牙龈上皮在愈合过程中沿根面生长，阻挡牙龈结缔组织与根面的接触，并提供一定的空间，引导具有再生能力的牙周膜细胞优先占据根面，从而在原已暴露于牙周袋的根面上形成新的牙骨质，并有牙周膜纤维埋入，形成牙周组织的再生。

一、治疗前评估与指导

1.评估患者口内及全身情况,以及患者牙龈指数、牙周袋深度以及牙槽骨的缺失形态,告知患者手术预后及术后不良反应。

2.评估患者对手术的了解程度、心理状态及治疗期望值,做好心理护理,告知手术的相关知识。

3.告知患者手术方案,指导术中的注意事项,取得患者配合。

二、护理流程

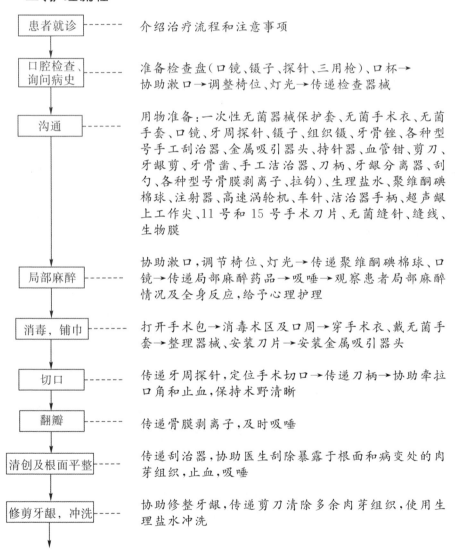

患者就诊 ------ 介绍治疗流程和注意事项

口腔检查、询问病史 ------ 准备检查盘(口镜、镊子、探针、三用枪)、口杯→协助漱口→调整椅位、灯光→传递检查器械

沟通 ------ 用物准备:一次性无菌器械保护套、无菌手术衣、无菌手套、口镜、牙周探针、镊子、组织镊、牙骨锉、各种型号手工刮治器、金属吸引器头、持针器、血管钳、剪刀、牙龈剪、牙骨凿、手工洁治器、刀柄、牙龈分离器、刮勺、各种型号骨膜剥离子、拉钩)、生理盐水、聚维酮碘棉球、注射器、高速涡轮机、车针、洁治器手柄、超声龈上工作尖、11号和15号手术刀片、无菌缝针、缝线、生物膜

局部麻醉 ------ 协助漱口,调节椅位、灯光→传递聚维酮碘棉球、口镜→传递局部麻醉药品→吸唾→观察患者局部麻醉情况及全身反应,给予心理护理

消毒,铺巾 ------ 打开手术包→消毒术区及口周→穿手术衣、戴无菌手套→整理器械、安装刀片→安装金属吸引器头

切口 ------ 传递牙周探针,定位手术切口→传递刀柄→协助牵拉口角和止血,保持术野清晰

翻瓣 ------ 传递骨膜剥离子,及时吸唾

清创及根面平整 ------ 传递刮治器,协助医生刮除暴露于根面和病变处的肉芽组织,止血,吸唾

修剪牙龈,冲洗 ------ 协助修整牙龈,传递剪刀清除多余肉芽组织,使用生理盐水冲洗

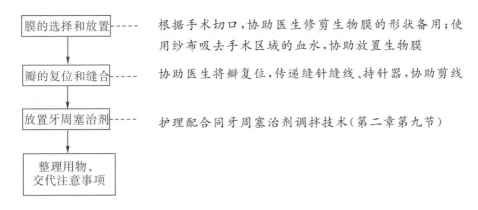

膜的选择和放置----- 根据手术切口，协助医生修剪生物膜的形状备用；使用纱布吸去手术区域的血水，协助放置生物膜

瓣的复位和缝合----- 协助医生将瓣复位，传递缝针缝线、持针器，协助剪线

放置牙周塞治剂----- 护理配合同牙周塞治剂调拌技术（第二章第九节）

整理用物，交代注意事项

三、治疗后健康指导

1.告知患者术后可能会有疼痛，遵医嘱服用药物，术后 24 小时内用冰袋间断冷敷术区面部，以减轻组织水肿。

2.术后 3～5 天，唾液中有红血丝等属于正常现象，如出血较多，需来院就诊。

3.一般情况下，术后 4 周内可用软毛牙刷轻轻刷牙，禁止手术区刷牙，可使用 0.12%～0.2%氯己定液含漱。术后 4～6 周可恢复正常刷牙和牙间清洁措施（牙线、间隙刷等）。

4.保持口腔清洁，用 0.12%～0.2%氯己定液含漱，每天 2～3 次，至少 4 周，以控制菌斑，防止感染。8 周内每 1～2 周复查 1 次，简单洁治，清除牙菌斑。

5.术后 10～14 天拆线。

四、注意事项

1.术中严格无菌操作，避免生物膜污染。

2.术中严密观察患者反应，如有情况及时报告手术医生。有心血管疾病患者必要时在心电监护下手术。

3.及时吸去术区唾液、血液，充分暴露术区，保持术区视野清晰。放置生物膜后，禁止使用吸唾管吸引术区。

4.不可过度用力牵拉口角，可用湿润的纱布放置在口角处，防止患者口角裂开。

5.传递利器时注意传递方向，避免锐器伤。

第八节 膜龈手术护理流程

膜龈手术是多种牙周软组织手术的总称,涉及附着龈、牙槽黏膜、系带或前庭沟区。手术的目的在于增加附着龈的宽度,治疗局限性牙龈退缩和矫正系带或肌肉的异常附着。临床上根据不同情况选用不同术式,包括游离龈移植术、侧向转位瓣术、上皮下结缔组织移植术以及系带修整术。

游离龈移植术是将自体健康的角化牙龈组织移植到患区,以增宽附着龈,加深前庭沟。本节讲述的是此手术的护理流程。

一、治疗前评估与指导

1. 核对患者手术牙位,评估患者牙龈退缩程度及供区角化龈宽度。

2. 评估患者全身健康情况,了解是否有糖尿病、高血压,是否使用抗凝药物,有无药物过敏史等。女性患者避开月经期。

3. 评估患者对手术的了解程度,告知手术的相关知识,指导术中配合事项,做好心理护理。

4. 评估患者生活习惯,是否有抽烟者。

二、护理流程

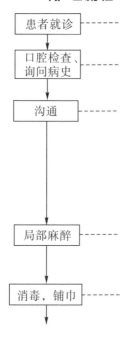

患者就诊 ------ 介绍治疗流程和注意事项

口腔检查、询问病史 ------ 准备检查盘(口镜、镊子、探针、三用枪)、口杯→协助漱口→调整椅位、灯光→传递检查器械

沟通 ------ 用物准备:牙周显微膜龈隧道包(口镜、牙周探针、金属吸引器头、龈乳头分离器、显微镊、显微持针器、持针器、刀柄、显微刀柄、各种型号隧道剥离子、各种型号刮治器、拉钩、剪刀、牙龈剪、纱布、),2.5倍专业头戴式放大镜(显微镜下手术则不需要)、注射器、聚维酮碘棉球、生理盐水、漱口液、一次性无菌器械保护套、手术衣、无菌手套、刀片、5-0缝针、缝线

局部麻醉 ------ 调节椅位、灯光→传递聚维酮碘棉球、口镜→传递局部麻醉药品→吸唾→观察患者局部麻醉情况及全身反应,给予心理护理

消毒,铺巾 ------ 打开手术包→戴无菌手套→消毒术区及口周→协助铺巾→递手术衣→整理器械、安装刀片→安装吸引器头

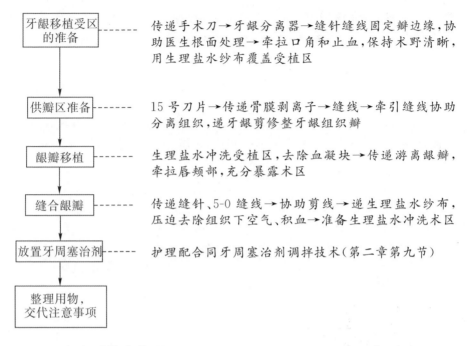

牙龈移植受区的准备 ------ 传递手术刀→牙龈分离器→缝针缝线固定瓣边缘,协助医生根面处理→牵拉口角和止血,保持术野清晰,用生理盐水纱布覆盖受植区

供瓣区准备 ------ 15号刀片→传递骨膜剥离子→缝线→牵引缝线协助分离组织,递牙龈剪修整牙龈组织瓣

龈瓣移植 ------ 生理盐水冲洗受植区,去除血凝块→传递游离龈瓣,牵拉唇颊部,充分暴露术区

缝合龈瓣 ------ 传递缝针、5-0缝线→协助剪线→递生理盐水纱布,压迫去除组织下空气、积血→准备生理盐水冲洗术区

放置牙周塞治剂 ------ 护理配合同牙周塞治剂调拌技术(第二章第九节)

整理用物,交代注意事项

三、治疗后健康指导

1.告知患者术后可能会有疼痛、肿胀现象,遵医嘱服用止痛药物。

2.术后 24 小时内间断性冰敷,并注意防止冻伤。

3.术后 3～5 天内,唾液会有红色血丝,属于正常现象;如出血较多,需来院就诊。

4.术后 24 小时可使用软毛牙刷轻轻刷牙,3 周内术区避免刷牙,每日可用漱口水含漱,避免鼓漱。

5.手术当天进食温凉半流质食物;术后 2 周内进软食,切勿食用粗糙、刺激性食物,勿用术区咀嚼食物。

6.术后 3 天内避免唇(颊)部的剧烈活动,以免移植组织移位,妨碍愈合;避免反复牵开嘴唇观察术区,避免用舌头反复舔术区。

7.术后 10～14 天拆线。

8.牙周塞治剂的健康指导参照翻瓣术。

四、注意事项

1.术中严格无菌操作。

2.术中配合注意动作轻柔、准确,防止龈瓣移位、损伤、污染。

3.及时吸唾,保证术区视野清晰。龈瓣移植时金属吸引器头吸力调至最小档,禁止直接接触龈瓣吸引,以免龈瓣移位和受损。

4.术中注意严密观察患者反应,心血管疾病患者必要时在心电监护下手术。

第九节　牙周塞治剂调拌技术

牙周塞治剂是用于牙周手术后的特殊敷料,在牙周手术后将其覆盖在术区表面,可以保护创面,还可以起到压迫止血、止痛和固定龈瓣的作用。

一、操作前评估

1.评估环境是否安全。

2.评估牙周塞治剂的性能。

3.评估患者的手术类型与手术牙位,了解治疗程序。

二、用物准备

玻璃调拌板、调拌刀、塞治剂粉剂和液剂。

三、操作流程

评估治疗步骤,准备材料并仔细核对有效期→取适量的粉及液于玻璃调拌板上→用调拌刀逐次将粉加入液内调拌→调拌刀与玻璃调拌板充分接触→朝同一方向调拌→调拌均匀至无颗粒成硬面团,塑形成条索状→外表敷一层保护剂粉→传递给医生→整理用物→洗手。

四、注意事项

1.严格按照说明书操作,调拌时遵守无菌操作原则。

2.按医嘱选择是否含丁香油的塞治剂,根据手术方案正确调拌。牙龈切除术后塞治剂需调拌成稍硬状态,翻瓣术或者植骨术的塞治剂可调制稍软的状态。

3.调拌过程中应注意空气的温度和湿度、调拌的速度对塞治剂凝固速度的影响。

第三章

口腔修复治疗的护理

第一节　金属烤瓷冠及固定桥/全瓷冠及固定桥修复护理流程

固定桥是用于修复牙列中一个或几个缺失牙的修复体,其依靠粘接剂或固定装置与缺牙两侧预备好的基牙连接在一起,进而恢复缺失牙的解剖形态与生理功能。金属烤瓷固定桥是用金属或合金制作固定桥的基底桥架,再用低熔瓷熔附于桥架上以恢复缺失牙的形态和生理功能。全瓷固定桥是以特制瓷工艺全部用瓷材料制作的固定桥。金属烤瓷冠是一种由低熔烤瓷真空条件下熔附到金属基底冠上的金——瓷复合结构的修复体。全瓷冠是以全陶瓷材料制成的覆盖整个牙冠表面的修复体。金属烤瓷冠、全瓷冠、金属烤瓷固定桥、全瓷固定桥修复护理流程相同。

一、治疗前评估与指导

1.了解患者对修复治疗的要求、了解程度,并评估其对治疗要求的配合程度。

2.评估患者口腔卫生与牙周情况,缺牙的数目、部位及基牙的情况。

3.评估患者的全身情况及心理状态,并给予心理护理。

4.评估患者的咽部敏感程度,告知制取印模时可能出现的不适,指导其鼻吸气、口呼气的呼吸方式。

二、护理流程

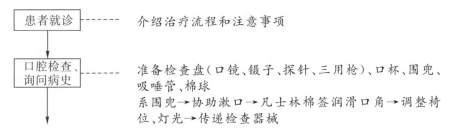

患者就诊 ------ 介绍治疗流程和注意事项

口腔检查、询问病史 ------ 准备检查盘(口镜、镊子、探针、三用枪)、口杯、围兜、吸唾管、棉球
系围兜→协助漱口→凡士林棉签润滑口角→调整椅位、灯光→传递检查器械

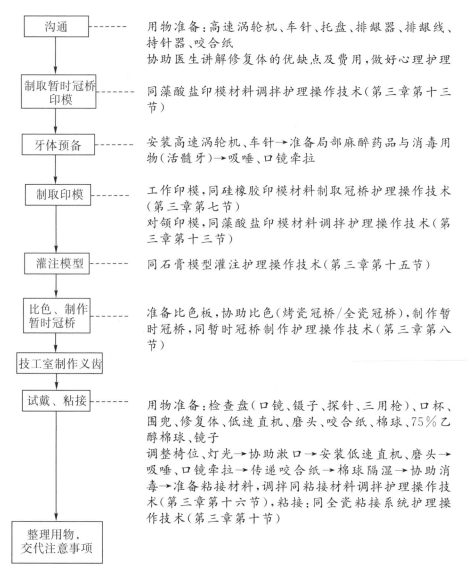

沟通 —————— 用物准备:高速涡轮机、车针、托盘、排龈器、排龈线、持针器、咬合纸
协助医生讲解修复体的优缺点及费用,做好心理护理

制取暂时冠桥印模 —————— 同藻酸盐印模材料调拌护理操作技术(第三章第十三节)

牙体预备 —————— 安装高速涡轮机、车针→准备局部麻醉药品与消毒用物(活髓牙)→吸唾、口镜牵拉

制取印模 —————— 工作印模,同硅橡胶印模材料制取冠桥护理操作技术(第三章第七节)
对颌印模,同藻酸盐印模材料调拌护理操作技术(第三章第十三节)

灌注模型 —————— 同石膏模型灌注护理操作技术(第三章第十五节)

比色、制作暂时冠桥 —————— 准备比色板,协助比色(烤瓷冠桥/全瓷冠桥),制作暂时冠桥,同暂时冠桥制作护理操作技术(第三章第八节)

技工室制作义齿

试戴、粘接 —————— 用物准备:检查盘(口镜、镊子、探针、三用枪)、口杯、围兜、修复体、低速直机、磨头、咬合纸、棉球、75%乙醇棉球、镜子
调整椅位、灯光→协助漱口→安装低速直机、磨头→吸唾、口镜牵拉→传递咬合纸→棉球隔湿→协助消毒→准备粘接材料,调拌同粘接材料调拌护理操作技术(第三章第十六节),粘接:同全瓷粘接系统护理操作技术(第三章第十节)

整理用物,交代注意事项

三、治疗后健康指导

1.修复体粘接就位后,将棉球放入口中嘱咬紧5~8分钟,期间不可松开,避免修复体发生移位而出现高点。

2.治疗结束2小时后方可进食,24小时内勿用患侧咀嚼,避免食用过黏的食物,以免修复体松动、脱落,避免食用过硬的食物,以免造成修复体的破损。

3.告知患者初戴修复体时可能有轻微的不适,数天后可消失,如出现冷、热敏感症状或修复体松动脱落等情况,应及时复诊。

4.注意口腔卫生,指导正确使用牙线清洁邻接面。

5.定期进行复查,每半年复查一次。

四、注意事项

1.牙体预备操作时间较长,在磨除牙体组织的过程中,应注意观察患者的反应。

2.吸唾时,注意吸唾管的放置部位,避免接触咽部敏感部位或影响医生操作。

3.教会患者用鼻吸气、口呼气的方法进行深呼吸。

4.材料取量合适,符合节约原则。

5.琼脂类印模材料需加热方能使用,因此放入患者口内时需提前告知,避免因材料的热度引起一过性刺激,而造成患者的恐惧心理。

6.高血压、心脏病患者,排龈线中不宜含有肾上腺素。

7.粘接过程应严格执行查对制度,与医生共同确认患者牙位、粘接顺序、粘接剂颜色等。

8.材料混合枪、比色板等使用后用中水平消毒湿巾擦拭消毒。

第二节　桩核冠修复护理流程

牙体缺损修复方法的选择应根据缺损范围而定,当剩余的可利用牙体组织高度不足,无法形成足够的全冠固位形时,通常需要桩核来为最终全冠修复体提供支持和固位,即桩核冠。桩核冠修复的前提是患牙必须经过完善的根管治疗,根尖周无炎症或炎症已被完全控制,无骨质吸收或骨吸收不超过根长的1/3,且骨吸收已稳定。

一、治疗前评估与指导

1.评估患者对疾病的了解程度,介绍疾病知识、修复体及其所需费用。

2.评估患者的身心健康状况,做好基础疾病的评估及心理护理。

3.评估患者的咽部敏感程度,指导正确的呼吸方式。

4.评估患者患牙的根管长度,确定根管预备的长度。

二、护理流程

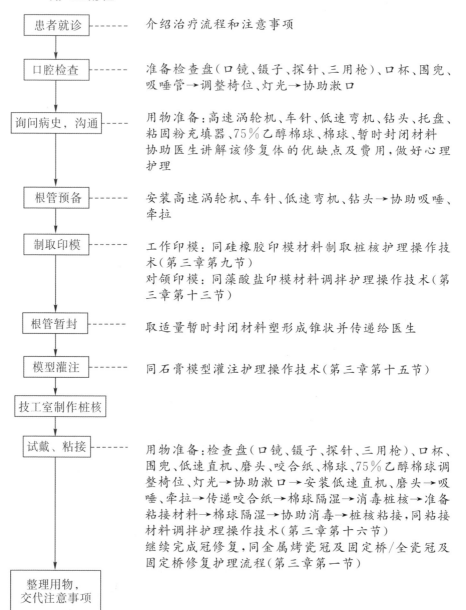

患者就诊	------	介绍治疗流程和注意事项
口腔检查	------	准备检查盘（口镜、镊子、探针、三用枪）、口杯、围兜、吸唾管→调整椅位、灯光→协助漱口
询问病史，沟通	-----	用物准备：高速涡轮机、车针、低速弯机、钻头、托盘、粘固粉充填器、75％乙醇棉球、棉球、暂时封闭材料协助医生讲解该修复体的优缺点及费用，做好心理护理
根管预备	------	安装高速涡轮机、车针、低速弯机、钻头→协助吸唾、牵拉
制取印模	------	工作印模：同硅橡胶印模材料制取桩核护理操作技术（第三章第九节）对颌印模：同藻酸盐印模材料调拌护理操作技术（第三章第十三节）
根管暂封	------	取适量暂时封闭材料塑形成锥状并传递给医生
模型灌注	------	同石膏模型灌注护理操作技术（第三章第十五节）
技工室制作桩核		
试戴、粘接	------	用物准备：检查盘（口镜、镊子、探针、三用枪）、口杯、围兜、低速直机、磨头、咬合纸、棉球、75％乙醇棉球调整椅位、灯光→协助漱口→安装低速直机、磨头→吸唾、牵拉→传递咬合纸→棉球隔湿→消毒桩核→准备粘接材料→棉球隔湿→协助消毒→桩核粘接，同粘接材料调拌护理操作技术（第三章第十六节）继续完成冠修复，同金属烤瓷冠及固定桥/全瓷冠及固定桥修复护理流程（第三章第一节）
整理用物，交代注意事项		

三、治疗后健康指导

1.告知患者进食时避免使用患侧牙齿，以免暂时封闭材料脱落，如有脱落及时复诊。

2.注意保护桩核粘接后制作的暂时冠,避免咬硬物,以防破裂或脱落。

四、注意事项

1.操作时注意观察患者的反应。

2.吸唾时,注意吸唾管放置的部位,避免接触咽敏感部位或影响医生操作。

3.桩核应用镊子稳固夹持,以防掉落。

4.教会患者用鼻吸气、口呼气的方法进行深呼吸。

5.材料取量合适,符合节约原则。

6.材料混合枪、树脂粘接剂注射枪等使用后,应用中水平消毒湿巾擦拭消毒。

7.安装钻头于低速弯机时,应注意保持钻头工作尖方向朝下,用后及时卸下,避免锐器伤。

第三节 可摘局部义齿/全口义齿修复护理流程

可摘局部义齿是利用天然牙、基托下黏膜和骨组织做支持,依靠义齿的固位体和基托来固位,用人工牙恢复缺失牙的形态和功能,用基托材料恢复缺损的牙槽嵴、颌骨及其周围的软组织形态,患者能够自行摘戴的一种修复体。

为牙列缺失患者制作的义齿称全口义齿。全口义齿由基托和人工牙两部分组成。

一、治疗前评估与指导

1.向患者介绍整个治疗的步骤、常规复诊的次数以及义齿的种类。

2.评估患者的既往史、全身情况、心理状况。

3.评估患者的咽部敏感程度,指导治疗时正确的呼吸方式。

4.评估患者口腔内的余留牙情况。

二、护理流程

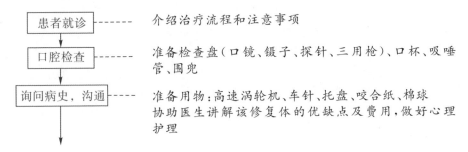

患者就诊 ------ 介绍治疗流程和注意事项

口腔检查 ------ 准备检查盘(口镜、镊子、探针、三用枪)、口杯、吸唾管、围兜

询问病史,沟通 ----- 准备用物:高速涡轮机、车针、托盘、咬合纸、棉球
协助医生讲解该修复体的优缺点及费用,做好心理护理

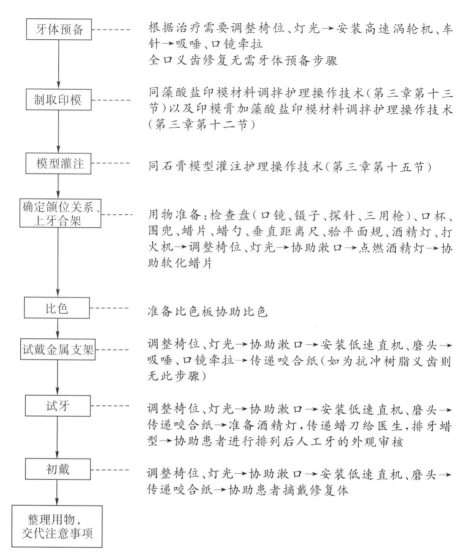

牙体预备 ------ 根据治疗需要调整椅位、灯光→安装高速涡轮机、车针→吸唾、口镜牵拉
全口义齿修复无需牙体预备步骤

制取印模 ------ 同藻酸盐印模材料调拌护理操作技术(第三章第十三节)以及印模膏加藻酸盐印模材料调拌护理操作技术(第三章第十二节)

模型灌注 ------ 同石膏模型灌注护理操作技术(第三章第十五节)

确定颌位关系、上牙合架 ------ 用物准备:检查盘(口镜、镊子、探针、三用枪)、口杯、围兜、蜡片、蜡勺、垂直距离尺、𬌗平面规、酒精灯、打火机→调整椅位、灯光→协助漱口→点燃酒精灯→协助软化蜡片

比色 ------ 准备比色板协助比色

试戴金属支架 ------ 调整椅位、灯光→协助漱口→安装低速直机、磨头→吸唾、口镜牵拉→传递咬合纸(如为抗冲树脂义齿则无此步骤)

试牙 ------ 调整椅位、灯光→协助漱口→安装低速直机、磨头→传递咬合纸→准备酒精灯,传递蜡刀给医生,排牙蜡型→协助患者进行排列后人工牙的外观审核

初戴 ------ 调整椅位、灯光→协助漱口→安装低速直机、磨头→传递咬合纸→协助患者摘戴修复体

整理用物,交代注意事项

三、治疗后健康指导

1.告知患者正确维护和使用义齿的方法,避免进食过黏、过硬食物;告知患者初戴前牙义齿不宜咬切食物,暂时使用后牙咀嚼。

2.每次进食后应取下义齿清洗,并漱口后再戴入;睡前取下义齿浸泡于冷水中。指导患者使用清水蘸牙膏刷洗义齿,切忌放于开水或乙醇溶液中。

3.告知患者初戴义齿时,会出现异物感、恶心、呕吐、发音不清、咀嚼不便等情况;该类义齿一般需多次调改,如使用过程中有疼痛不适及时复诊,复诊前2~3小时应戴上义齿,以便医生准确找到压痛点。

4.告知患者正确摘戴义齿的方法,应推拉基托,不可推拉卡环,不可用力过猛,戴义齿时不可用牙咬合就位。

5.遵医嘱定期复诊。

四、注意事项

1.操作时注意观察患者的反应,及时处理。

2.吸唾时,注意吸唾管放置部位,避免接触咽部敏感部位或影响医生操作。

3.材料取量合适,符合节约原则。

4.教会患者用鼻吸气、口呼气的方法进行深呼吸。

5.颌位记录时,嘱患者放松,指导正确的咬合方式。

6.比色板、镜子使用后用中水平消毒湿巾擦拭消毒。

第四节 纤维桩修复护理流程

纤维桩是一种纤维增强型聚合物基复合材料,根据增强纤维的成分不同可以分为碳纤维桩、玻璃纤维桩、石英纤维桩和聚乙烯纤维桩。纤维桩主要依靠粘结力固位,通过树脂粘接剂与根管牙本质粘接,可获得良好的固位。

一、治疗前评估与指导

1.评估患者对疾病的了解程度,简单介绍纤维桩核的种类及其所需费用。

2.评估患者既往史及全身情况、心理状态,做好心理护理。

3.评估患者的咽部敏感程度,指导正确的呼吸方式。

4.评估患牙根管长度,确定根管预备的长度。

二、护理流程

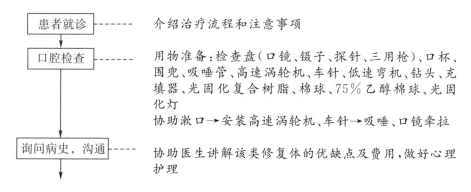

患者就诊 ------ 介绍治疗流程和注意事项

口腔检查 ------ 用物准备:检查盘(口镜、镊子、探针、三用枪)、口杯、围兜、吸唾管、高速涡轮机、车针、低速弯机、钻头、充填器、光固化复合树脂、棉球、75%乙醇棉球、光固化灯
协助漱口→安装高速涡轮机、车针→吸唾、口镜牵拉

询问病史,沟通 ------ 协助医生讲解该类修复体的优缺点及费用,做好心理护理

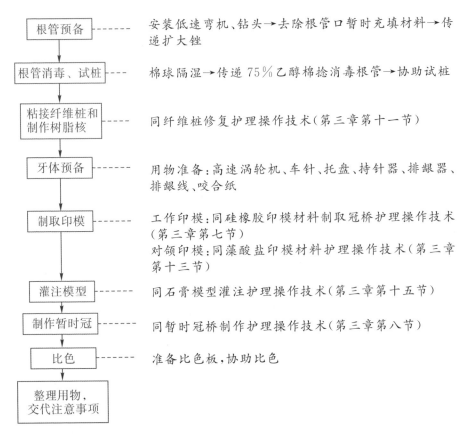

根管预备	------	安装低速弯机、钻头→去除根管口暂时充填材料→传递扩大锉
根管消毒、试桩	----	棉球隔湿→传递75%乙醇棉捻消毒根管→协助试桩
粘接纤维桩和制作树脂核	-----	同纤维桩修复护理操作技术(第三章第十一节)
牙体预备	------	用物准备:高速涡轮机、车针、托盘、持针器、排龈器、排龈线、咬合纸
制取印模	------	工作印模:同硅橡胶印模材料制取冠桥护理操作技术(第三章第七节) 对颌印模:同藻酸盐印模材料护理操作技术(第三章第十三节)
灌注模型	------	同石膏模型灌注护理操作技术(第三章第十五节)
制作暂时冠	------	同暂时冠桥制作护理操作技术(第三章第八节)
比色	------	准备比色板,协助比色
整理用物,交代注意事项		

三、治疗后健康指导

1.告知患者治疗后2小时方可进食,24小时内勿用患侧牙咀嚼。

2.注意保护桩核粘接后制作的暂时冠,避免咬硬或黏的食物,以防暂时冠破裂或脱落。

四、注意事项

1.操作时注意观察患者的反应,及时处理。

2.吸唾时,避免接触咽部敏感部位。

3.材料取量合适,符合节约原则。

4.制作树脂核时需光照,患者和医护人员应佩戴护目镜,以免光线刺激眼睛。

5.教会患者用鼻吸气、口呼气的方法进行深呼吸。

6.混合工具、材料注射枪、光固化灯、比色板等使用后用中水平消毒湿巾擦拭消毒。

第五节　藻酸盐印模制取护理流程

一、治疗前评估与指导

1.评估患者口腔卫生情况,指导患者做好治疗前口腔清洁。

2.评估患者的咽部敏感程度,评估其配合度。

3.解释印模制取的目的与方法,指导正确的呼吸方式。

二、护理流程

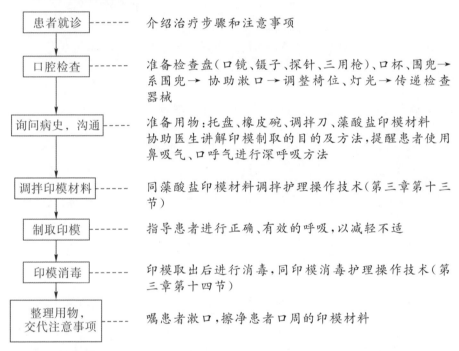

| 患者就诊 | ------ | 介绍治疗步骤和注意事项 |

口腔检查 ------ 准备检查盘(口镜、镊子、探针、三用枪)、口杯、围兜→系围兜→ 协助漱口→调整椅位、灯光→传递检查器械

询问病史,沟通 ------ 准备用物:托盘、橡皮碗、调拌刀、藻酸盐印模材料
协助医生讲解印模制取的目的及方法,提醒患者使用鼻吸气、口呼气进行深呼吸方法

调拌印模材料 ------ 同藻酸盐印模材料调拌护理操作技术(第三章第十三节)

制取印模 ------ 指导患者进行正确、有效的呼吸,以减轻不适

印模消毒 ------ 印模取出后进行消毒,同印模消毒护理操作技术(第三章第十四节)

整理用物,交代注意事项 ------ 嘱患者漱口,擦净患者口周的印模材料

三、注意事项

1.印模制取后应及时灌注模型,以免印模长时间暴露在空气中导致变形。

2.操作时注意观察患者的反应,积极做好护理配合。

3.取模前教会患者头微低用鼻吸气、口呼气的方式进行呼吸,指导配合制取印模。

4.材料取量合适,注意节约原则。

5.应使用合适有效的方法消毒印模;橡皮碗及调拌刀一人一用,用后清洗消毒。

第六节　颌面赝复体修复护理流程

颌面赝复学是口腔修复学的一个重要组成部分,是应用口腔修复学原理和方法,修复患者颌面部缺损的一门学科。使用人工材料制作用以修复颌面部缺损的修复体称为颌面修复体。

一、治疗前评估与指导

1. 评估患者的全身情况、既往史、颌骨缺损的病因及心理状况。
2. 评估患者口腔内颌骨缺损的部位与范围、余留牙情况。
3. 评估患者的咽部敏感程度,指导治疗时正确的呼吸方式。
4. 向患者介绍整个治疗的步骤、常规复诊的次数、赝复体修复的种类。

二、护理流程

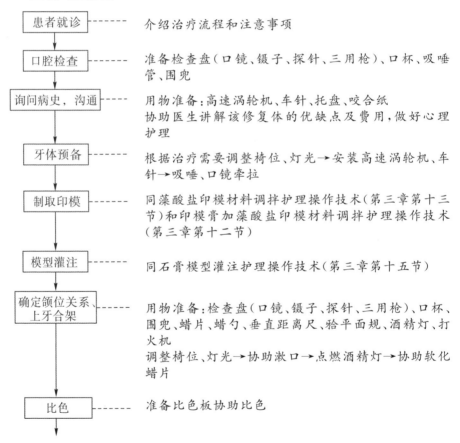

患者就诊	------	介绍治疗流程和注意事项
口腔检查	------	准备检查盘(口镜、镊子、探针、三用枪)、口杯、吸唾管、围兜
询问病史,沟通	------	用物准备:高速涡轮机、车针、托盘、咬合纸 协助医生讲解该修复体的优缺点及费用,做好心理护理
牙体预备	------	根据治疗需要调整椅位、灯光→安装高速涡轮机、车针→吸唾、口镜牵拉
制取印模	------	同藻酸盐印模材料调拌护理操作技术(第三章第十三节)和印模膏加藻酸盐印模材料调拌护理操作技术(第三章第十二节)
模型灌注	------	同石膏模型灌注护理操作技术(第三章第十五节)
确定颌位关系、上牙合架	------	用物准备:检查盘(口镜、镊子、探针、三用枪)、口杯、围兜、蜡片、蜡勺、垂直距离尺、𬌗平面规、酒精灯、打火机 调整椅位、灯光→协助漱口→点燃酒精灯→协助软化蜡片
比色	------	准备比色板协助比色

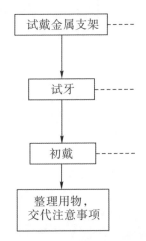

| 试戴金属支架 | ----- | 调整椅位、灯光→协助漱口→安装低速直机、磨头→吸唾、口镜牵拉→传递咬合纸（如为抗冲树脂义齿则无此步骤） |

| 试牙 | ----- | 调整椅位、灯光→协助漱口→安装低速直机、磨头→传递咬合纸→准备酒精灯，传递蜡刀给医生排牙蜡型→协助患者进行排列后人工牙的外观审核 |

| 初戴 | ----- | 调整椅位、灯光→协助漱口→安装低速直机、磨头→传递咬合纸→协助患者摘戴赝复体 |

| 整理用物，交代注意事项 |

三、治疗后健康指导

1. 告知患者由于颌骨切除手术赝复体较大，会影响咀嚼、语音、吞咽、吸吮以及呼吸等功能，应坚持佩戴赝复体，积极面对治疗，以恢复良好的口腔生理功能。

2. 告知患者正确维护和使用义齿的方法，嘱患者不宜在缺损侧进行咀嚼；每次进食后应取下义齿清洗，漱口后再戴入；睡前取下义齿，用冷水冲洗后放入固定的容器，浸泡于冷水中。指导患者使用专用清洁剂清洗义齿，不可使用乙醇浸泡。

3. 告知患者需定期复查口腔内情况，对赝复体进行修整。

四、注意事项

1. 密切观察患者的反应及心理状态，整个治疗过程中给予心理支持，以免患者产生悲观失望的心理。

2. 吸唾时注意吸唾管放置部位，避免接触咽部敏感部位或影响医生操作。

3. 制取印模前嘱患者用力漱口，去除口腔内黏稠分泌物及食物残渣，以免影响印模制取效果。

4. 使用印模膏时温度应适宜，避免烫伤患者口腔黏膜。

5. 颌位记录时嘱患者放松，指导正确的咬合方式。

6. 比色板、镜子使用后用中水平消毒湿巾擦拭消毒。

第七节 硅橡胶印模材料制取冠桥护理操作技术

一、操作前评估

1. 评估患者的一般情况、心理状态及合作程度。
2. 评估患者缺牙的数量、部位及修复的方法。

二、护理流程

1. 二次印模法护理流程

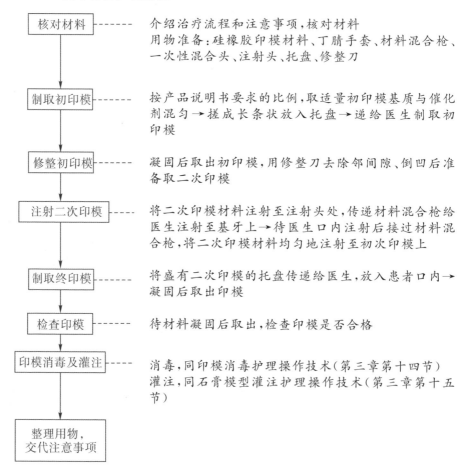

核对材料 ------ 介绍治疗流程和注意事项,核对材料
用物准备:硅橡胶印模材料、丁腈手套、材料混合枪、一次性混合头、注射头、托盘、修整刀

制取初印模 ------ 按产品说明书要求的比例,取适量初印模基质与催化剂混匀→搓成长条状放入托盘→递给医生制取初印模

修整初印模 ------ 凝固后取出初印模,用修整刀去除邻间隙、倒凹后准备取二次印模

注射二次印模 ------ 将二次印模材料注射至注射头处,传递材料混合枪给医生注射至基牙上→待医生口内注射后接过材料混合枪,将二次印模材料均匀地注射至初次印模上

制取终印模 ------ 将盛有二次印模的托盘传递给医生,放入患者口内→凝固后取出印模

检查印模 ------ 待材料凝固后取出,检查印模是否合格

印模消毒及灌注 ------ 消毒,同印模消毒护理操作技术(第三章第十四节)
灌注,同石膏模型灌注护理操作技术(第三章第十五节)

整理用物,交代注意事项

2.一次印模法护理流程

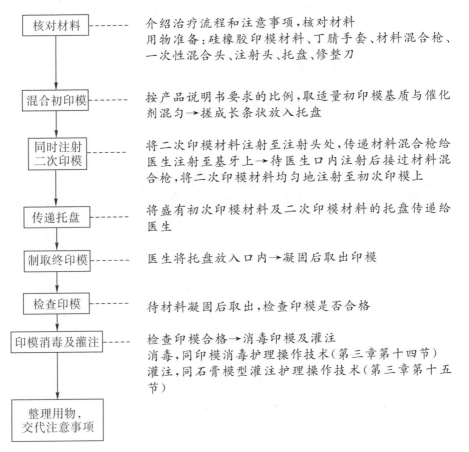

核对材料	------	介绍治疗流程和注意事项,核对材料 用物准备:硅橡胶印模材料、丁腈手套、材料混合枪、 一次性混合头、注射头、托盘、修整刀
混合初印模	------	按产品说明书要求的比例,取适量初印模基质与催化 剂混匀→搓成长条状放入托盘
同时注射 二次印模	------	将二次印模材料注射至注射头处,传递材料混合枪给 医生注射至基牙上→待医生口内注射后接过材料混 合枪,将二次印模材料均匀地注射至初次印模上
传递托盘	------	将盛有初次印模材料及二次印模材料的托盘传递给 医生
制取终印模	------	医生将托盘放入口内→凝固后取出印模
检查印模	------	待材料凝固后取出,检查印模是否合格
印模消毒及灌注	------	检查印模合格→消毒印模及灌注 消毒,同印模消毒护理操作技术(第三章第十四节) 灌注,同石膏模型灌注护理操作技术(第三章第十五 节)
整理用物, 交代注意事项		

三、注意事项

1.取用材料时认真核对材料的名称及有效期。

2.取料合理,符合节约原则。

3.操作时不可戴橡胶手套,滑石粉和橡胶手套均会影响硅橡胶印模材料的聚合。

4.取出初印模后应及时混匀,以免手掌温度加速印模的固化。

5.一次印模法动作需迅速敏捷,以免二次印模和初印模分层。

6.制取印模前做好患者的防护,防止二次印模材料滴至患者衣物上。

7.部分硅橡胶印模材料聚合后表面释放氢气,即刻灌注模型表面易产生蜂窝状气泡,需放置20~30分钟后再灌注模型。

第八节　暂时冠制作护理操作技术

一、治疗前评估与指导

1.评估患者的一般情况、心理状态,了解患者是否知晓暂时冠制作的目的。

2.评估基牙的数量、部位,根据医嘱选择合适的暂时冠材料。

二、护理流程

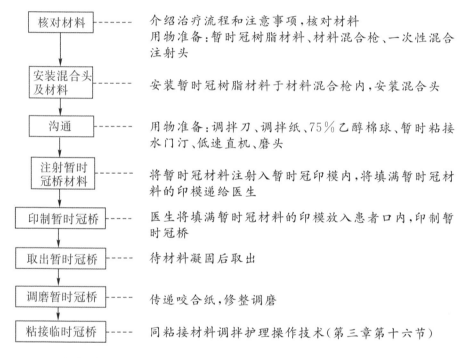

核对材料 ------ 介绍治疗流程和注意事项,核对材料
用物准备:暂时冠树脂材料、材料混合枪、一次性混合注射头

安装混合头及材料 ------ 安装暂时冠树脂材料于材料混合枪内,安装混合头

沟通 ------ 用物准备:调拌刀、调拌纸、75%乙醇棉球、暂时粘接水门汀、低速直机、磨头

注射暂时冠桥材料 ------ 将暂时冠材料注射入暂时冠印模内,将填满暂时冠材料的印模递给医生

印制暂时冠桥 ------ 医生将填满暂时冠材料的印模放入患者口内,印制暂时冠桥

取出暂时冠桥 ------ 待材料凝固后取出

调磨暂时冠桥 ------ 传递咬合纸,修整调磨

粘接临时冠桥 ------ 同粘接材料调拌护理操作技术(第三章第十六节)

三、注意事项

1.操作前充分了解材料的调拌步骤、取材比例,仔细核对材料的名称及有效期。

2.取料合理,符合节约原则。

3.注射暂时冠树脂材料时,应将注射头埋于材料中,以免注射过程中产生气泡。

4.调拌暂时粘接水门汀材料时,调拌刀刀尖平面应与调拌纸充分接触并朝同一方向调拌,避免产生气泡。

5.将多余材料置于调拌纸上,以观察材料的硬固程度。

6.调拌刀使用后及时清洁,以免材料固结,调拌纸一人一用一丢弃。

7.调磨暂时修复体时,应使用强吸管吸引粉末。

第九节 硅橡胶印模材料制取桩核护理操作技术

一、操作前评估

1.评估基牙的数量、部位及修复的方案。

2.评估患者的心理状态、配合程度。

二、护理流程

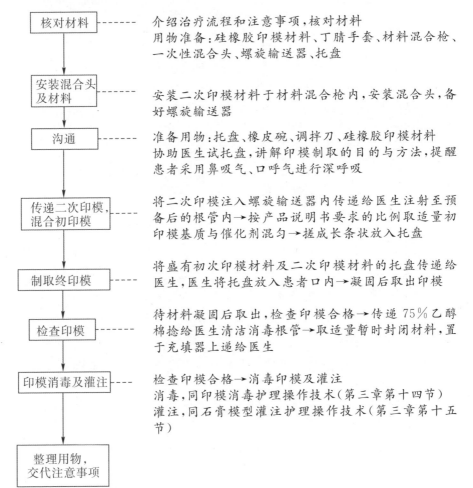

核对材料 ------ 介绍治疗流程和注意事项,核对材料
用物准备:硅橡胶印模材料、丁腈手套、材料混合枪、一次性混合头、螺旋输送器、托盘

安装混合头及材料 ------ 安装二次印模材料于材料混合枪内,安装混合头,备好螺旋输送器

沟通 ------ 准备用物:托盘、橡皮碗、调拌刀、硅橡胶印模材料
协助医生试托盘,讲解印模制取的目的与方法,提醒患者采用鼻吸气、口呼气进行深呼吸

传递二次印模,混合初印模 ------ 将二次印模注入螺旋输送器内传递给医生注射至预备后的根管内→按产品说明书要求的比例取适量初印模基质与催化剂混匀→搓成长条状放入托盘

制取终印模 ------ 将盛有初次印模材料及二次印模材料的托盘传递给医生,医生将托盘放入患者口内→凝固后取出印模

检查印模 ------ 待材料凝固后取出,检查印模合格→传递75%乙醇棉捻给医生清洁消毒根管→取适量暂时封闭材料,置于充填器上递给医生

印模消毒及灌注 ---- 检查印模合格→消毒印模及灌注
消毒,同印模消毒护理操作技术(第三章第十四节)
灌注,同石膏模型灌注护理操作技术(第三章第十五节)

整理用物,交代注意事项

三、注意事项

1. 取料合理,符合节约原则。
2. 调拌前仔细核对材料的名称及有效期。
3. 操作时不可戴橡胶手套,以免影响硅橡胶印模材料的聚合。
4. 取出初印模后应及时混匀,以免手掌温度加速印模的固化。
5. 取桩核印模时动作需迅速敏捷,以免二次印模和初印模分层。
6. 二次印模材料较稀,应提前系好围兜,以免材料滴至患者衣物上。
7. 印模制取检查合格后,放置 30 分钟后方可灌注模型。

第十节 全瓷粘接系统护理操作技术

一、操作前评估

1. 询问患者的一般情况,确认全瓷粘接材料的种类。
2. 评估基牙的数量、部位,修复体的大小。
3. 评估患者的心理状态,告知其治疗的目的。

二、护理流程

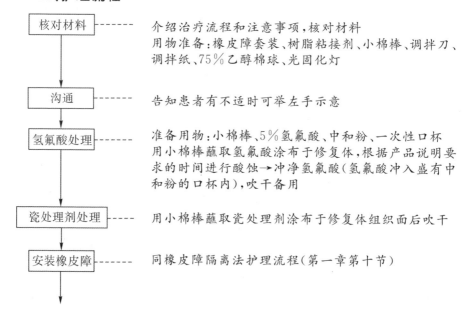

核对材料 ------ 介绍治疗流程和注意事项,核对材料
用物准备:橡皮障套装、树脂粘接剂、小棉棒、调拌刀、调拌纸、75%乙醇棉球、光固化灯

沟通 ------ 告知患者有不适时可举左手示意

氢氟酸处理 ------ 准备用物:小棉棒、5%氢氟酸、中和粉、一次性口杯
用小棉棒蘸取氢氟酸涂布于修复体,根据产品说明要求的时间进行酸蚀→冲净氢氟酸(氢氟酸冲入盛有中和粉的口杯内),吹干备用

瓷处理剂处理 ------ 用小棉棒蘸取瓷处理剂涂布于修复体组织面后吹干

安装橡皮障 ------ 同橡皮障隔离法护理流程(第一章第十节)

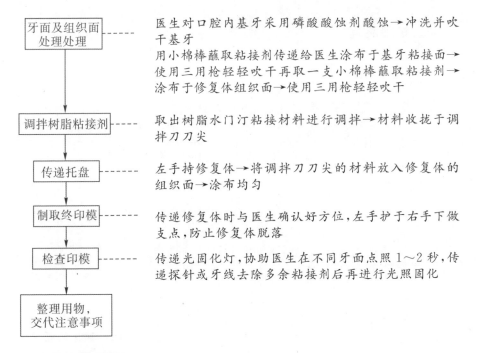

牙面及组织面 ------ 医生对口腔内基牙采用磷酸酸蚀剂酸蚀→冲洗并吹
处理处理 干基牙
用小棉棒蘸取粘接剂传递给医生涂布于基牙粘接面→
使用三用枪轻轻吹干再取一支小棉棒蘸取粘接剂→
涂布于修复体组织面→使用三用枪轻轻吹干

调拌树脂粘接剂 ------ 取出树脂水门汀粘接材料进行调拌→材料收拢于调
拌刀刀尖

传递托盘 ------ 左手持修复体→将调拌刀刀尖的材料放入修复体的
组织面→涂布均匀

制取终印模 ------ 传递修复体时与医生确认好方位,左手护于右手下做
支点,防止修复体脱落

检查印模 ------ 传递光固化灯,协助医生在不同牙面点照1～2秒,传
递探针或牙线去除多余粘接剂后再进行光照固化

整理用物,
交代注意事项

三、注意事项

1.材料使用前详细阅读说明书,严格按照说明书进行操作。

2.调拌前落实查对制度,仔细核对材料的名称及有效期。

3.粘接剂注意避光及低温保存,防止材料的性能改变。

4.了解治疗进程,掌握调拌时机,以免影响粘接效果。

5.根据医生的操作进度准备相应的材料,动作迅速、熟练。

6.传递修复体时,左手护于右手下做支点,以防止修复体脱落。

7.调拌刀用后及时清洁,以免材料固结。调拌纸应一人一用一丢弃。

第十一节　纤维桩核修复护理操作技术

一、治疗前评估与指导

1.评估基牙的数量、部位,告知患者修复的方案。

2.评估患者的心理状态、合作能力。

二、护理流程

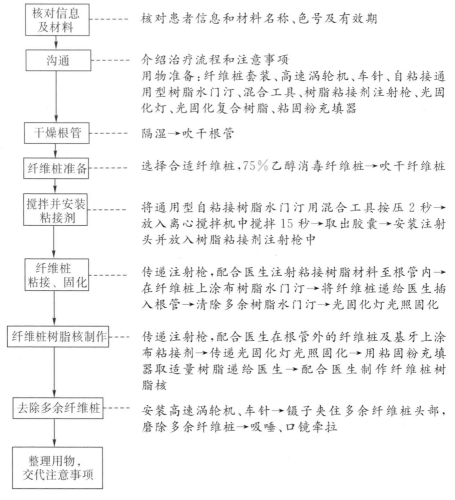

核对信息及材料	核对患者信息和材料名称、色号及有效期
沟通	介绍治疗流程和注意事项 用物准备：纤维桩套装、高速涡轮机、车针、自粘接通用型树脂水门汀、混合工具、树脂粘接剂注射枪、光固化灯、光固化复合树脂、粘固粉充填器
干燥根管	隔湿→吹干根管
纤维桩准备	选择合适纤维桩，75%乙醇消毒纤维桩→吹干纤维桩
搅拌并安装粘接剂	将通用型自粘接树脂水门汀用混合工具按压2秒→放入离心搅拌机中搅拌15秒→取出胶囊→安装注射头并放入树脂粘接剂注射枪中
纤维桩粘接、固化	传递注射枪，配合医生注射粘接树脂材料至根管内→在纤维桩上涂布树脂水门汀→将纤维桩递给医生插入根管→清除多余树脂水门汀→光固化灯光照固化
纤维桩树脂核制作	传递注射枪，配合医生在根管外的纤维桩及基牙上涂布粘接剂→传递光固化灯光照固化→用粘固粉充填器取适量树脂递给医生→配合医生制作纤维桩树脂核
去除多余纤维桩	安装高速涡轮机、车针→镊子夹住多余纤维桩头部，磨除多余纤维桩→吸唾、口镜牵拉
整理用物，交代注意事项	

三、注意事项

1.取料合理，符合节约原则。

2.纤维桩传递时用镊子稳固夹持，左手护于右手下做支点，以防止修复体掉落。

3.粘接时关闭治疗椅的照明灯，以免加快材料固化的速度。

4.光固化灯照射时佩戴护目镜，做好患者及医护人员的眼睛防护。

5.光固化灯使用后用中水平消毒湿巾擦拭消毒。

第十二节 印模膏加藻酸盐印模材料调拌护理操作技术

一、操作前评估

1.评估患者缺牙的数量、部位,告知患者修复的方案。
2.评估患者的心理状态、合作程度。

二、护理流程

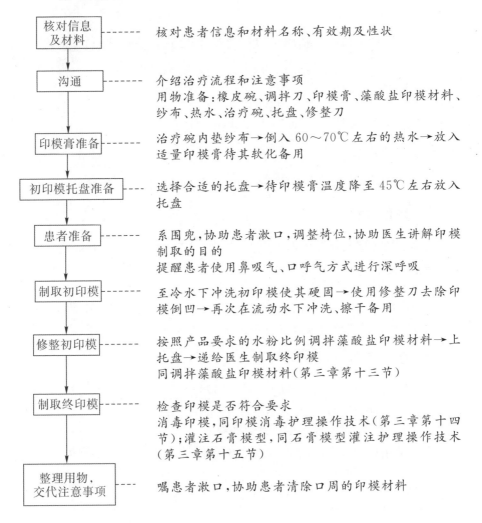

核对信息及材料 ------ 核对患者信息和材料名称、有效期及性状

沟通 ------ 介绍治疗流程和注意事项
用物准备:橡皮碗、调拌刀、印模膏、藻酸盐印模材料、纱布、热水、治疗碗、托盘、修整刀

印模膏准备 ------ 治疗碗内垫纱布→倒入60~70℃左右的热水→放入适量印模膏待其软化备用

初印模托盘准备 ------ 选择合适的托盘→待印模膏温度降至45℃左右放入托盘

患者准备 ------ 系围兜,协助患者漱口,调整椅位,协助医生讲解印模制取的目的
提醒患者使用鼻吸气、口呼气方式进行深呼吸

制取初印模 ------ 至冷水下冲洗初印模使其硬固→使用修整刀去除印模倒凹→再次在流动水下冲洗、擦干备用

修整初印模 ------ 按照产品要求的水粉比例调拌藻酸盐印模材料→上托盘→递给医生制取终印模
同调拌藻酸盐印模材料(第三章第十三节)

制取终印模 ------ 检查印模是否符合要求
消毒印模,同印模消毒护理操作技术(第三章第十四节);灌注石膏模型,同石膏模型灌注护理操作技术(第三章第十五节)

整理用物,交代注意事项 ------ 嘱患者漱口,协助患者清除口周的印模材料

三、注意事项

1. 取料合理,符合节约原则。

2. 软化印模膏的水不宜过热或过冷,温度过高会使膏体容易粘连,而温度过低则会使膏体软化度不够,均不利于操作。

3. 金属托盘和印模膏温度降至 45℃ 左右后,方可放入患者口内操作,以免烫伤患者口腔黏膜。

4. 取总义齿终印模时,调制藻酸盐印模材料应略稀,使其有较好的流动性,量不宜过多,以免加重患者的咽反射而引起恶心不适。

第十三节　藻酸盐印模材料调拌护理操作技术

一、操作前评估

评估患者缺牙的数量、部位,告知患者修复的方案。

二、用物准备

橡皮碗、调拌刀、托盘、专用量粉勺、量水杯、藻酸盐印模材料。

三、操作流程

根据治疗方案及患者缺牙情况选择托盘→核对材料名称及有效期→水粉比例按照材料要求剂量→轻轻混匀调拌 10～20 秒→快速调拌成奶油状→收拢材料→挤压排气→印模材料置入托盘。

上颌:将材料塑形成圆团状于调拌刀上,由托盘的远中向近中推入。

下颌:将材料塑形成长条状,从托盘的一端向另一端旋转推入。

四、注意事项

1. 取料合理,符合节约原则。

2. 取料后加盖密封,以免材料受潮。

3. 根据用途掌握所调印模材料的稀稠度。

4. 调拌中应注意水温、空气温湿度对印模材料凝固速度的影响。温度高,凝固快;温度低,凝固慢。

5. 调拌时,调拌刀与橡皮碗内壁平面接触,采用八字法或旋转法,轻轻转动橡皮碗使水粉均匀混合。

6. 橡皮碗及调拌刀用后均应清洗消毒,一人一用,防止交叉感染。

第十四节　印模消毒护理操作技术

一、操作前评估

1. 评估印模质量,检查印模有无缺损、气泡或与托盘分离。
2. 确认制取印模材料的成分,选取合适的印模消毒方法。

二、用物准备

1. 机械消毒:吸水纸、印模消毒机。
2. 手工消毒:小毛巾、密封袋、消毒液、吸水纸。

三、操作流程

1. 机械消毒法

印模接收、检查→流动水冲洗→吸除印模中的水分→放入印模消毒机中→选择程序→消毒结束后取出印模,流动水下冲洗→吸除印模中的水分→灌注印模。

2. 手工消毒法

(1)藻酸盐印模消毒

印模接收、检查→流动水冲洗→吸除印模中的水分→在 0.05％含氯消毒液中浸泡 5 秒→小毛巾在消毒液中浸泡后绞至不滴水→用浸湿的小毛巾包裹印模,放入密封袋→放置 10 分钟→取出后流动水下冲洗→吸除印模中的水分→灌注印模。

(2)橡胶类印模消毒

印模接收、检查→流动水冲洗、擦干→在 0.05％含氯消毒液中浸泡 15 分钟→取出后流动水下冲洗→吸除印模中的水分→灌注印模。

四、注意事项

1. 使用机器消毒时,机器应处于良好使用状态,保证机器内有足够的消毒液使用量。

2. 机器消毒中途不可随意打开舱门加入印模,以免造成消毒液外漏而影响消毒效果。

3. 消毒前,齿印中的水分应使用吸水纸或其他物品吸除,以免稀释消毒液浓度。

4.手工消毒时应正确配置消毒液,并做好监测;消毒液需每日更换,盛放消毒液的容器每日清洁消毒。

5.使用消毒液期间勿接触皮肤或眼睛,如接触皮肤或溅入眼睛应及时用流动清水冲洗或使用冲眼器清洗。

6.保证印模消毒的时间,以确保印模消毒的效果。

7.消毒用的小毛巾使用后应一印模一丢弃;密封袋、吸水物品一印模一更换,应一次性使用。

第十五节 石膏模型灌注护理操作技术

一、操作前评估

1.评估制取印模的质量,应清晰、完整、无气泡且不与托盘分离,印模内附件无遗失无移位。

2.评估印模标记,如接诊医生、患者姓名等信息是否齐全。

3.评估印模灌注的难点与重点。

二、用物准备

橡皮碗、调拌刀、石膏粉、水、粉液配比匙、振荡器。

三、操作流程

戴手套→检查印模质量与信息标识→消毒印模→吹干→取适量的水加入橡皮碗中→按比例加入适量的石膏粉→用调拌刀朝同一方向调拌→振动橡皮碗排出气泡(或振荡器上震荡 10 秒)→用调拌刀刀尖取少量石膏放入印模组织面的腭顶或舌侧较高的部位,边振荡边缓缓注入→将石膏堆至所需厚度→倒置在相应的玻璃板上→修整→整理用物→待石膏硬固后顺牙轴方向脱出模型→检查合格→修整模型→ 整理用物→脱手套、洗手。

四、注意事项

1.普通石膏调拌时间一般为 1 分钟,普通人造石膏及高强度人造石膏调拌时间为 50 秒。

2.手调石膏应顺着一个方向调拌,防止人为带入气泡,导致石膏膨胀,强度降低。

3.严格控制水与石膏粉比例,若发现水粉比例不合适,应重新取量调和,不应中途加水或加粉。

4.灌注模型时,切忌将大量石膏直接倾注在印模低凹处,以免影响空气排出而形成气泡。对于细长倾斜的孤立牙,灌注模型前应插入木签等硬物来增加强度,以防分离模型时折断。

5.灌注游离端缺失患者的模型时,模型远中部分的石膏应足量,以保证模型后缘及磨牙后垫区的完整性。加底座的石膏不能太稠,以免产生空隙。

6.灌注完成的模型倒置于玻璃板上时不应加压,以免模型受压变形。

7.灌注完成后的模型底座要保证一定的厚度,模型底座厚度最薄处不少于 10mm。

8.石膏容易受潮,用后及时将容器加盖。

第十六节　粘接材料调拌护理操作技术

一、操作前评估

1.评估基牙的数量、部位,修复体的大小,按医嘱准备相应的粘接材料。

2.评估患者的心理状态,了解治疗的目的。

二、用物准备

调拌刀、调拌纸、75％乙醇棉球、粘接材料。

三、操作流程(以玻璃离子类粘接材料为例)

核对材料→按比例取粉液于调拌纸上→将粉分成两等份→混匀液体→取离液体较近的一等份粉加入液体中→同一方向调拌(调拌刀与调拌纸完全接触)→将另一等份粉加入调拌→收拢于调拌刀工作头端→左手持修复体→将调拌刀工作头端的材料放入修复体的组织面→涂布均匀→将修复体递给医生→清理调拌刀及器械上的粘接剂→整理用物,洗手。

四、注意事项

1.取用材料时仔细核对材料的名称、有效期、颜色、性状。

2.取粉前将粉摇松后再取出,取液时将液瓶竖直倒置数秒,待排气后再滴液。

3.取料合理,符合节约原则。

4.了解治疗进程,掌握调拌时机,以免影响粘接效果。

5.材料须调和至拉丝状。如调拌后的材料性能不符合要求,应弃去并重新调拌,材料混匀后不可再加粉或加液。

6.掌握调和时间、室内温度、粉末加入速度、浓度与凝固时间的关系。

7.传递修复体时,一手托护于另一手下做支点,以防止修复体脱落。

8.调拌刀用后及时清洁以免材料固结,调拌纸一人一用一丢弃。

9.按照医嘱正确选择材料,活髓基牙应选择牙髓刺激小的水门汀粘接材料。

第十七节 氢氟酸酸蚀护理操作技术

一、操作前评估

1.评估环境通风是否良好。

2.评估修复体的数量、部位、大小。

3.评估自身的防护是否到位。

二、用物准备

医用超声清洗机、75%乙醇、烧杯、小棉棒、2.5%～10%氢氟酸溶液、中和剂。

三、操作流程

自身防护(戴口罩、防护面罩、乳胶手套),环境通风良好→核对材料→用小棉棒蘸取氢氟酸溶液→将氢氟酸溶液涂布于修复体的组织面→静置30秒→取出适量中和剂放入烧杯→将修复体置于流动水下冲去氢氟酸溶液(流动水需冲入盛有中和剂的容器中)→擦干→将修复体放入盛有75%乙醇的烧杯中清洁→放入医用超声清洗机中清洗5分钟→取出修复体后吹干待粘接→整理用物,洗手。

四、注意事项

1.使用氢氟酸溶液时应做好个人防护,使用独立容器进行处理。

2.遵照材料使用说明书进行操作。

3.冲洗修复体上的氢氟酸溶液时,冲洗液需使用中和剂中和后再排放,以免污染环境及水路管道。

4.修复体上的氢氟酸溶液完全冲洗干净后再放入75%乙醇中超声震荡

清洗。

5.氢氟酸溶液应避免触及修复体的非粘接面而影响修复体质量,同时应避免接触患者及医务人员的皮肤及衣物。

6.操作后需更换新的手套再进行粘接操作。

第十八节 外科阻塞器制作护理操作技术

一、操作前评估

1.检查石膏模型的完整性,有无缺损或气泡。

2.了解治疗步骤,确定制作阻塞器的材料。

二、用物准备

材料混合枪、一次性混合头、注射头、分离剂、棉球、软衬材料、修整刀。

三、操作流程

核对材料→将软衬材料安装在材料混合枪上→安装注射头及一次性混合头→石膏模型上涂分离剂→使用气枪轻轻吹干→将软衬材料注射至石膏模型上的空洞内至足够的厚度→注射后用棉球轻轻按压→凝固后使用刀片修整边缘→检查合格→ 整理用物,洗手。

四、注意事项

1.制作前应在石膏模型上涂布适量的分离剂,以便取出阻塞器。

2.注射软衬材料时,材料混合枪应边注射边退出,以免产生气泡。

3.注射后待软衬材料完全硬固后再行修整。

第四章

正畸治疗的护理

第一节　分牙术护理流程

为了给目标牙安置带环,需先让该牙与近、远中邻牙产生一定间隙,这一过程称为分牙。

一、治疗前评估与指导

1.评估患者口腔卫生情况,解释分牙的目的和注意事项。

2.确定分牙位置,评估目标牙及牙周的状况。

二、护理流程

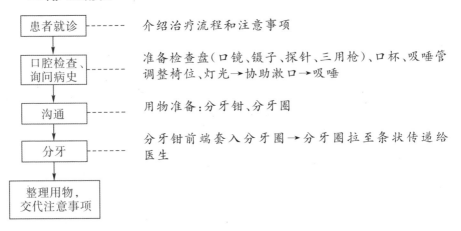

三、治疗后健康指导

1.放置分牙圈是为了撑开两牙间的缝隙,获得微小间隙以便带环粘固就位,分牙圈放置于牙齿间隙内会有胀痛感,一般3～5天会适应。

2.分牙圈需放置5～7天,不可自行取出。

3.分牙期间如分牙圈脱落,需及时联系医生,来院就诊。

4.告知患者如误吞分牙圈,可食多量粗纤维食物,促进分牙圈排出。

四、注意事项

1.分牙圈拉至条状传递过程时,力量不宜过大,以免影响分牙圈的弹性,不利于医生操作。

2.传递过程中握持分牙钳的力量适度,避免分牙圈脱落。

第二节 带环粘固术护理流程

带环是矫治器的重要组成部分,一般情况下粘接于支抗磨牙上。临床上主要使用不锈钢片或合金金属片的预成成品带环,也可进行个别制作。带环应密贴地粘于牙面上,具有良好的固位作用,不妨碍咬合,对牙龈无刺激。

一、治疗前评估与指导

1.评估患者分牙情况以及需粘固带环的牙位和牙齿数量。

2.评估患者的口腔健康状况及对相关操作知识的认知。

3.告知患者粘固过程中口腔内会有异味和异物感,如感觉口内有异物,可举左手示意,禁止吞咽。

二、护理流程

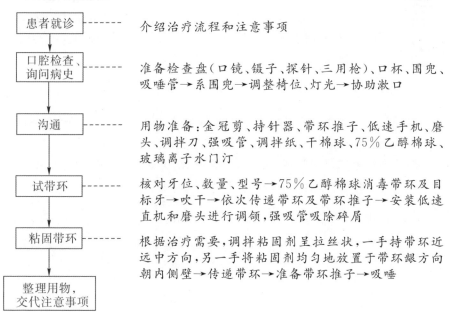

```
患者就诊 ------ 介绍治疗流程和注意事项

口腔检查、     准备检查盘(口镜、镊子、探针、三用枪)、口杯、围兜、
询问病史 ------ 吸唾管→系围兜→调整椅位、灯光→协助漱口

沟通 ------ 用物准备:金冠剪、持针器、带环推子、低速手机、磨
              头、调拌刀、强吸管、调拌纸、干棉球、75%乙醇棉球、
              玻璃离子水门汀

试带环 ------ 核对牙位、数量、型号→75%乙醇棉球消毒带环及目
              标牙→吹干→依次传递带环及带环推子→安装低速
              直机和磨头进行调颌,强吸管吸除碎屑

粘固带环 ------ 根据治疗需要,调拌粘固剂呈拉丝状,一手持带环近
                远中方向,另一手将粘固剂均匀地放置于带环龈方向
                朝内侧壁→传递带环→准备带环推子→吸唾

整理用物,
交代注意事项
```

三、治疗后健康指导

1.带环后牙齿会有酸胀异物感,一般 3～5 天会适应。

2.嘱患者治疗结束后半小时内不饮水,2 小时内不进食,24 小时内进软食。不吃过硬、过黏的食物,以免造成带环变形或脱落。

3.指导患者正确的刷牙方式,选择刷头小、硬度适中的牙刷。

4.如有带环脱落,妥善保存带环,及时联系医生复诊,不要擅自戴回原牙位,以免发生误吞。

四、注意事项

1.根据患者的牙齿选择合适的带环,试戴过的带环应清洗消毒后放回带环储存盒。

2.根据治疗进程,掌握好粘结剂调拌时机,以免影响粘接效果。

3.粘接剂放入带环时不宜过多,以免粘接剂溢入颊面管和口外弓管,导致堵塞。

4.带环传递时,带环颊面管应朝远中龈方,颊面管钩子朝上,夹持稳定,避免掉落。

第三节　固定矫治器粘接护理流程

固定矫治器是正畸矫治器的一种主要类型。这类矫治器通过粘接或结扎而固定在牙面上,具有固定良好、支抗充分、适于施加各种类型的矫治力、有利于多数牙齿的移动、能有效地控制牙齿移动的方向等特点。

一、治疗前评估与指导

1.评估患者对固定矫正的了解程度,讲解固定矫正的相关知识及费用。

2.评估患者颞颌关节、口腔卫生及牙周情况,了解患者的口腔卫生习惯。

3.评估患者的行为管理能力,指导患者操作过程中需要配合的方式,不能随意摆动头部,以免影响矫治器粘接的效果,如有不适,可举左手示意。

二、护理流程

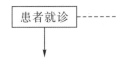 ------ 了解治疗要求;评估患者口腔健康知识,心理状态,协助医生讲解托槽的优缺点

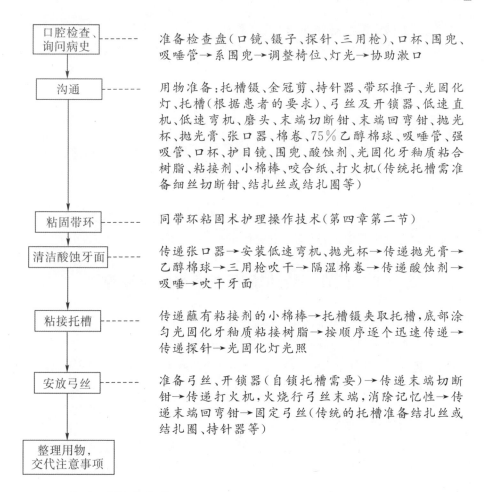

口腔检查、询问病史 ------ 准备检查盘(口镜、镊子、探针、三用枪)、口杯、围兜、吸唾管→系围兜→调整椅位、灯光→协助漱口

沟通 ------ 用物准备:托槽镊、金冠剪、持针器、带环推子、光固化灯、托槽(根据患者的要求)、弓丝及开锁器、低速直机、低速弯机、磨头、末端切断钳、末端回弯钳、抛光杯、抛光膏、张口器、棉卷、75％乙醇棉球、吸唾管、强吸管、口杯、护目镜、围兜、酸蚀剂、光固化牙釉质粘合树脂、粘接剂、小棉棒、咬合纸、打火机(传统托槽需准备细丝切断钳、结扎丝或结扎圈等)

粘固带环 ------ 同带环粘固术护理操作技术(第四章第二节)

清洁酸蚀牙面 ------ 传递张口器→安装低速弯机、抛光杯→传递抛光膏→乙醇棉球→三用枪吹干→隔湿棉卷→传递酸蚀剂→吸唾→吹干牙面

粘接托槽 ------ 传递蘸有粘接剂的小棉棒→托槽镊夹取托槽,底部涂匀光固化牙釉质粘接树脂→按顺序逐个迅速传递→传递探针→光固化灯光照

安放弓丝 ------ 准备弓丝、开锁器(自锁托槽需要)→传递末端切断钳→传递打火机,火烧行弓丝末端,消除记忆性→传递末端回弯钳→固定弓丝(传统的托槽准备结扎丝或结扎圈、持针器等)

整理用物,交代注意事项

三、治疗后健康指导

1.初戴固定矫治器或每次加力后,牙齿可能会出现酸胀、疼痛、咬合无力等症状,一般会持续3～5天,属于正常反应。疼痛期间可进食偏软、温凉的食物,避免过冷或过热的饮食,以免加重疼痛。若疼痛较重或持续时间较长,需及时就诊。

2.正畸治疗期间避免进食质地坚硬或带核的食物,如排骨、核桃、话梅等;避免进食太黏的食物,如麦芽糖等;大块食物可切成小片后食用,如苹果、梨等,以免造成矫治器脱落或损坏,导致治疗时间延长。

3.每天早、中、晚进食后均应刷牙,建议使用Bass刷牙法刷牙,选择合适的牙刷,两牙之间配合使用牙缝刷或冲牙器,以免导致牙齿表面脱钙、龋坏、牙龈炎和牙周炎。

4.戴上固定矫治器后,每4～6周复查一次。

5.矫治器可能对口腔黏膜、颊、舌等软组织有轻微的摩擦或刺激疼痛,可用黏膜保护蜡附着在相对应的托槽上,以缓解疼痛。若发现托槽、带环松动脱落或弓丝折断等情况,应及时复诊。

四、注意事项

1.粘接过程中做好隔湿,及时吸唾,以免唾液污染牙面影响粘接效果。

2.正畸带环、附件等传递过程中一手传递,另一手掌心护托,防止脱落丢失。

3.使用光敏固化灯时避免碰触托槽导致移位,影响粘接位置的准确性。关注光敏固化灯头端温度,以免发生烫伤。

第四节　活动矫治器佩戴护理流程

活动矫治器是一类矫治错𬌗畸形的装置,可由患者或医师自由摘戴,依靠卡环的卡抱作用和黏膜的吸附作用进行固位,达到矫治错𬌗畸形的目的。活动矫治器由固位、加力和连接三部分组成,可根据需要在矫治器上增加弹簧等附件以增加矫治力。

一、治疗前评估与指导

1.评估患者口腔情况,查看有无口腔溃疡,基牙有无牙体缺损和松动。

2.告知患者和家属,治疗效果与自身的配合密切相关,评估其对治疗的积极性和主动性。

3.告知患者治疗过程中可能需要佩戴头帽、颈带等接触颜面部的附件,了解是否有相应材料的过敏史。

二、护理流程

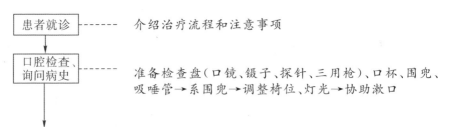

患者就诊 ------ 介绍治疗流程和注意事项

口腔检查、询问病史 ------ 准备检查盘(口镜、镊子、探针、三用枪)、口杯、围兜、吸唾管→系围兜→调整椅位、灯光→协助漱口

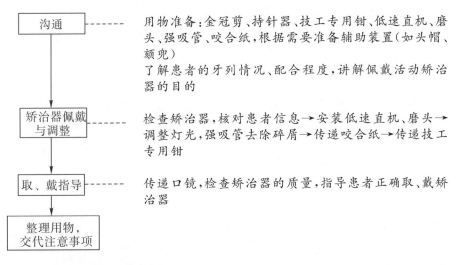

沟通 - - - - - - 用物准备：金冠剪、持针器、技工专用钳、低速直机、磨头、强吸管、咬合纸，根据需要准备辅助装置（如头帽、颏兜）
了解患者的牙列情况、配合程度，讲解佩戴活动矫治器的目的

矫治器佩戴与调整 - - - - - - 检查矫治器，核对患者信息→安装低速直机、磨头→调整灯光，强吸管去除碎屑→传递咬合纸→传递技工专用钳

取、戴指导 - - - - - - 传递口镜，检查矫治器的质量，指导患者正确取、戴矫治器

整理用物，交代注意事项

三、治疗后健康指导

1. 初次戴矫治器可能出现发音不清、流口水等不适现象，一般3～5天会适应并逐渐好转。

2. 吃饭时取下活动矫治器，饭后清洁口腔再戴入。垫式活动矫治器矫治反𬌗一般要求患者吃饭时也佩戴矫治器，饭后取下洗刷干净再重新戴入。

3. 指导患者取戴活动矫治器的正确方法，以免不正确的取戴方法影响治疗效果和损坏矫治器。

4. 刷牙时取下矫治器并用牙膏刷洗，禁止使用热水、酒精、漂白剂等清洗或消毒矫治器。

5. 不佩戴时需将矫治器浸泡在凉水中或放在硬质盒内，防止损坏或丢失。

6. 活动矫治器一般每隔2周加力一次，应按时就诊，以免影响治疗效果。

四、注意事项

1. 传递正畸钳时应握住钳子前端的1/3处，平稳传递，避免正畸钳掉落砸伤患者。

2. 手机磨头安装时应确保到位，以免发生意外。

3. 口外调改矫治器时，医护人员及患者均应佩戴护目镜，防止碎屑进入眼睛，并用强力吸唾管吸除碎屑。

第五节　无托槽隐形矫治附件粘接护理流程

无托槽隐形矫治技术是根据患者的个别牙列生成数字化牙模,由口腔正畸医师利用专门的软件设计最终排牙目标及牙移动步骤,并由此制作出一系列个性化的透明矫治器,患者通过按时配戴、定期更换矫治器完成正畸治疗。

一、治疗前评估与指导

1.评估患者对无托槽隐形矫治的了解程度,简单讲解无托槽隐形矫治的相关知识及费用。

2.评估患者的口腔卫生、颞颌关节情况,指导患者进行治疗前的牙面清洁。

3.告知患者和家属矫治器的治疗效果与自身的配合密切相关,评估其对治疗的积极性和主动性。

二、护理流程

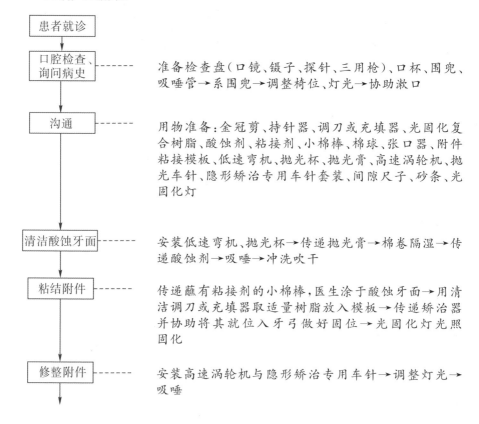

患者就诊	
口腔检查、询问病史	准备检查盘(口镜、镊子、探针、三用枪)、口杯、围兜、吸唾管→系围兜→调整椅位、灯光→协助漱口
沟通	用物准备:金冠剪、持针器、调刀或充填器、光固化复合树脂、酸蚀剂、粘接剂、小棉棒、棉球、张口器、附件粘接模板、低速弯机、抛光杯、抛光膏、高速涡轮机、抛光车针、隐形矫治专用车针套装、间隙尺子、砂条、光固化灯
清洁酸蚀牙面	安装低速弯机、抛光杯→传递抛光膏→棉卷隔湿→传递酸蚀剂→吸唾→冲洗吹干
粘结附件	传递蘸有粘接剂的小棉棒,医生涂于酸蚀牙面→用清洁调刀或充填器取适量树脂放入模板→传递矫治器并协助将其就位入牙弓做好固位→光固化灯光照固化
修整附件	安装高速涡轮机与隐形矫治专用车针→调整灯光→吸唾

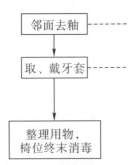

邻面去釉 ------ 依次传递间隙尺子、砂条、抛光车针等→调整灯光→吸唾

取、戴牙套 ------ 核对矫治器编号,检查矫治器质量;传递口镜,检查矫治器是否贴合牙面;指导患者正确的取、戴方法以及咬胶的使用方法,确保矫治器完全就位

整理用物,椅位终末消毒

三、治疗后健康指导

1.指导患者隐形矫治器的正确养护方法,禁用酒精消毒或热水清洗和浸泡,以免矫治器变形。

2.嘱患者每日矫治器佩戴时间需在 22 小时以上。佩戴时可配合使用咬胶,每天 6 次,每次 5 分钟,保证隐形矫治器充分就位,防止矫治器脱轨。

3.指导患者保持良好的口腔卫生,掌握正确的刷牙方法,以免造成牙周疾病、牙齿脱矿及龋齿等口腔疾病。

4.嘱患者务必按矫治器的编号顺序依次佩戴,佩戴过的矫治器按编号保留在原包装盒内备用。

5.如附件脱落应及时复诊,以免影响矫治效果。

6.遵医嘱定期复诊。

四、注意事项

1.核对医嘱,确认附件粘接位置并做好标记,以免遗漏,影响粘接进度。

2.附件放置时控制好材料用量,避免过多或过少。

3.光照前确认矫治器是否在口内完全就位,以免影响附件粘接效果。

第六节 藻酸盐印模制取护理流程

一、治疗前评估与指导

1.评估患者的口腔卫生情况,指导患者做好治疗前口腔清洁。

2.确认患者是否患有鼻炎、腺样体肥大、咽炎等相关疾病。

3.指导患者在印模制取过程中采用鼻吸气、口呼气的呼吸方法。

二、护理流程

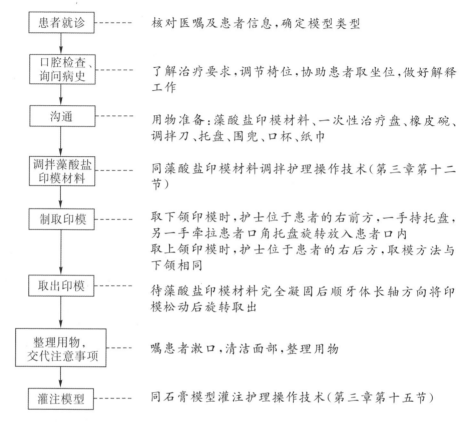

患者就诊	核对医嘱及患者信息,确定模型类型
口腔检查、询问病史	了解治疗要求,调节椅位,协助患者取坐位,做好解释工作
沟通	用物准备:藻酸盐印模材料、一次性治疗盘、橡皮碗、调拌刀、托盘、围兜、口杯、纸巾
调拌藻酸盐印模材料	同藻酸盐印模材料调拌护理操作技术(第三章第十二节)
制取印模	取下颌印模时,护士位于患者的右前方,一手持托盘,另一手牵拉患者口角托盘旋转放入患者口内 取上颌印模时,护士位于患者的右后方,取模方法与下颌相同
取出印模	待藻酸盐印模材料完全凝固后顺牙体长轴方向将印模松动后旋转取出
整理用物,交代注意事项	嘱患者漱口,清洁面部,整理用物
灌注模型	同石膏模型灌注护理操作技术(第三章第十五节)

三、治疗后健康指导

1.指导患者清理面部残留的印模材料,必要时协助整理。

2.指导患者取模结束后完成其他治疗项目。

四、注意事项

1.印模制取过程中注意观察患者的情况,如出现恶心、呕吐等症状,及时调整体位,必要时终止操作,防止窒息。

2.调拌时水粉比例合适,避免过稀或过稠,选择合适的托盘,托盘内放置适量材料,避免过多或过少,以免影响印模制取的准确性和舒适度。

3.印模材料完全凝固后才可取出,以免影响印模的准确性。

4.完整的印模应包含牙、牙槽、移行皱褶、唇颊系带和腭盖等解剖部位,能准确、清晰地反映口腔的殆接触情况。

第七节 口腔正畸患者面部及牙𬌗照相护理流程

口腔正畸治疗会导致牙、𬌗、面软硬组织形态及位置发生变化。因此,用照相的形式来直观地记录矫治前、中、后各个面部及牙𬌗状态是正畸检查诊断中的重要一环。

一、治疗前评估与指导

1.评估并指导患者按要求准备照面像的妆容。

2.评估患者的口腔卫生情况,指导患者做好口腔清洁。

3.评估患者的口腔黏膜与口唇情况,如有溃疡,在操作时应避免碰触,以免加重疼痛;口唇干燥的患者指导其湿润嘴唇,以免牵拉过程中造成出血。

4.评估患者的颞颌关节情况,避免张口过大,加剧关节症状。

二、护理流程

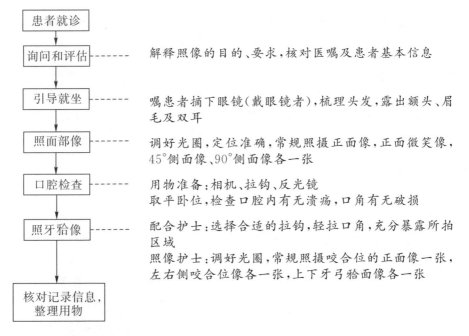

三、治疗后健康指导

1.患者口内照相完成后如有关节不适,嘱其尽量避免张口过大,关节区可用毛巾热敷缓解不适,症状持续不能缓解或加重时及时就医。

2.指导患者照相结束后进入下一个治疗流程。

3.治疗结束,预约下次复诊时间。

四、注意事项

1.患者照相前,嘱其漱口,湿润嘴唇,减轻牵拉疼痛。

2.患者照面相时,嘱其放松面部表情,摘下眼镜、帽子,露出双耳。

3.拍左右侧咬合位相时,侧方拉钩尽量往侧远中向拉开唇颊部,以暴露出更多的磨牙关系。

4.拍上下牙弓颌面相时,动作熟练,速度宜快,反光镜边缘放置在最后一颗磨牙远中,所有牙齿照摄完全。

第八节　种植体支抗植入术护理流程

种植体支抗植入术是将种植支抗植入牙槽骨内,形成部分或者全部的骨整合,以承受矫治力,达到加强支抗的目的。

一、治疗前评估与指导

1.评估患者对种植体支抗植入目的的了解程度,简单讲解种植体支抗的相关知识及费用。

2.评估患者牙周及植入支抗钉部位的口腔黏膜情况,有无炎症、溃疡等。

3.评估患者全身情况,有无心脏病、高血压、糖尿病、药物过敏史等,女性患者手术应避开月经期。

二、护理流程

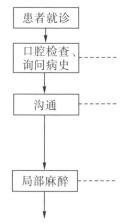

患者就诊

口腔检查、询问病史 ------- 准备检查盘(口镜、镊子、探针、三用枪)、口杯、吸唾管→调整椅位、灯光→协助漱口

沟通 ------- 准备用物:手术包(口镜、镊子、探针、不锈钢弯盘、棉球、无菌洞巾)、支抗钉、支抗钉手柄、金属吸引头口杯、围兜、灭菌手套、局部麻醉药品、注射器、聚维酮碘棉球,低速手机与钻头(助攻式植入手术)

局部麻醉 ------- 注射器抽取局部麻醉药品 →调节灯光→传递口镜、聚维酮碘棉球→传递局部麻醉药品→吸唾

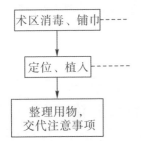

术区消毒、铺巾------ 打开手术包→戴无菌手套→准备聚维酮碘棉球→协助铺洞巾→整理器械台→安装支抗钉手柄

定位、植入------ 准备低速手机并安装钻头（助攻式）→传递支抗钉手柄、支抗钉

整理用物，交代注意事项

三、治疗后健康指导

1. 嘱患者治疗结束后再观察半小时，无不适方可离去。

2. 告知患者支抗钉植入术后 2～3 小时，局部麻醉药效消退后再进食偏凉食物。

3. 保持口腔卫生清洁，一般植入术后 2～3 周左右开始加力，如发生种植支抗钉松动或植入部位有红、肿、疼痛等炎症反应，应停止牵引，就诊处理。如发生种植支抗钉脱落，应妥善保管，复诊时带回。

4. 避免用植入侧咬硬物，以免引起种植支抗钉松动。

四、注意事项

1. 传递种植支抗钉时需用专用镊子夹取，避免掉落和被唾液污染。

2. 严格无菌操作，及时吸唾，保证医生手术时术野清晰。

第五章

儿童口腔治疗的护理

第一节　局部用氟护理流程

局部用氟是指将氟化物直接用于牙齿表面,以达到抑制牙齿脱矿、促进再矿化的作用,最终达到提高牙齿抗龋能力的目的。局部用氟适用于大多数人群,尤其是儿童和青少年。目前临床上常用的氟化物有含氟泡沫、含氟凝胶、含氟涂料。本节主要介绍含氟涂料的使用护理流程。

一、治疗前评估与指导

1. 评估家长及患儿对局部用氟治疗的了解程度,讲解氟的相关知识。
2. 评估患儿是否存在治疗禁忌证,对材料成分过敏、口腔炎、溃疡性牙龈炎、支气管哮喘患者禁用。
3. 评估患儿进食及口腔卫生情况,指导正确的饮食与刷牙方式。
4. 评估患儿的配合度,对患儿及家长进行心理护理。

二、护理流程

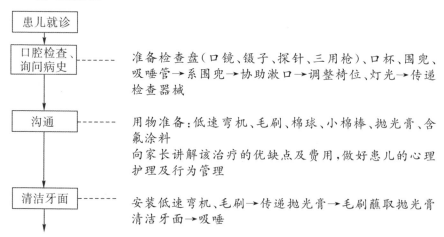

患儿就诊

口腔检查、询问病史 ------ 准备检查盘(口镜、镊子、探针、三用枪)、口杯、围兜、吸唾管→系围兜→协助漱口→调整椅位、灯光→传递检查器械

沟通 ------ 用物准备:低速弯机、毛刷、棉球、小棉棒、抛光膏、含氟涂料
向家长讲解该治疗的优缺点及费用,做好患儿的心理护理及行为管理

清洁牙面 ------ 安装低速弯机、毛刷→传递抛光膏→毛刷蘸取抛光膏清洁牙面→吸唾

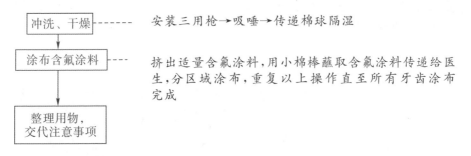

冲洗、干燥------ 安装三用枪→吸唾→传递棉球隔湿

涂布含氟涂料---- 挤出适量含氟涂料,用小棉棒蘸取含氟涂料传递给医生,分区域涂布,重复以上操作直至所有牙齿涂布完成

整理用物,交代注意事项

三、治疗后健康指导

1. 根据产品说明,告知家长局部用氟后进食及刷牙的时间。

2. 局部用氟当天不要使用其他含氟制剂,例如氟凝胶、氟片或氟滴剂。

3. 根据治疗目的告知家长下一次局部用氟时间,治疗用氟遵医嘱,预防用氟每半年一次。

4. 指导患儿正确刷牙的方法,养成良好的口腔卫生习惯。

四、注意事项

1. 操作时注意观察患儿的反应,正确应用儿童行为管理。

2. 吸唾时避免接触患儿咽部敏感部位。

3. 根据需涂布的牙齿数量进行取材,每次蘸取含氟涂料不宜过多,避免传递时材料滴落。

4. 正确取用含氟涂料,部分材料具有挥发性,应分次取用。

5. 含有乙酸乙酯的含氟涂料具有易燃性,保存时应远离火源。

第二节　窝沟封闭术护理流程

窝沟封闭又称点隙窝沟封闭,是指不去除牙体组织,使用树脂或玻璃离子材料涂布于牙齿𬌗面、颊面或舌面的点隙窝沟,起到保护牙釉质不受细菌及代谢产物侵蚀,达到预防龋病发生的一种有效方法。

一、治疗前评估与指导

1. 评估家长及患儿对替牙期保健知识及窝沟封闭术的了解程度,讲解窝沟封闭的相关知识及费用。

2. 评估患儿咽部敏感程度及口腔卫生情况,指导正确的鼻呼吸方法与刷牙方式。

3. 评估患儿的配合度,对患儿及家长进行心理护理及行为管理。

二、护理流程

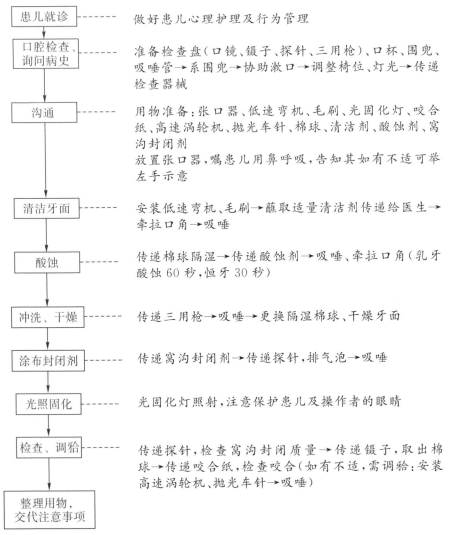

患儿就诊 ------ 做好患儿心理护理及行为管理

口腔检查、询问病史 ------ 准备检查盘(口镜、镊子、探针、三用枪)、口杯、围兜、吸唾管→系围兜→协助漱口→调整椅位、灯光→传递检查器械

沟通 ------ 用物准备:张口器、低速弯机、毛刷、光固化灯、咬合纸、高速涡轮机、抛光车针、棉球、清洁剂、酸蚀剂、窝沟封闭剂
放置张口器,嘱患儿用鼻呼吸,告知其如有不适可举左手示意

清洁牙面 ------ 安装低速弯机、毛刷→蘸取适量清洁剂传递给医生→牵拉口角→吸唾

酸蚀 ------ 传递棉球隔湿→传递酸蚀剂→吸唾、牵拉口角(乳牙酸蚀 60 秒,恒牙 30 秒)

冲洗、干燥 ------ 传递三用枪→吸唾→更换隔湿棉球、干燥牙面

涂布封闭剂 ------ 传递窝沟封闭剂→传递探针,排气泡→吸唾

光照固化 ------ 光固化灯照射,注意保护患儿及操作者的眼睛

检查、调𬌗 ------ 传递探针,检查窝沟封闭质量→传递镊子,取出棉球→传递咬合纸,检查咬合(如有不适,需调𬌗:安装高速涡轮机、抛光车针→吸唾)

整理用物,交代注意事项

三、治疗后健康指导

1.告知患儿及家长封闭后 2 小时内避免进食,24 小时内勿用封闭侧牙齿咀嚼。如双侧牙齿均进行封闭,则 24 小时内进软食。

2.需纠正家长对窝沟封闭效果过高的期望值,教会患儿正确的刷牙方法。

3.建议家长每 3 个月带患儿进行一次口腔检查。

四、注意事项

1. 操作时注意观察患儿的反应,正确应用儿童行为管理。

2. 材料取量合适,符合节约原则。

3. 传递酸蚀剂前需确认注射头连接紧密,并保持通畅。酸蚀时注意保护黏膜,冲洗时及时吸唾液,避免酸蚀液残留。酸蚀后需嘱患儿保持张口,避免唾液污染牙面。吸唾时动作轻柔,勿损伤舌系带及口底黏膜。

4. 咽反射敏感的儿童治疗时,应避开呼吸道感染期,教会家长及患儿大张口含水进行脱敏练习的方法。

5. 注射型材料做到注射头一人一用一更换,传递前确认连接紧密,避免回抽,防止空气进入而产生气泡。

6. 牙面清洁剂可以使用抛光膏或不含氟的牙膏,不可选择含油性清洁剂或过细的磨料。

第三节 根尖诱导成形术护理流程

根尖诱导成形术是指牙根未完全形成之前发生牙髓严重病变或根尖周炎症的年轻恒牙,在控制感染的基础上,用药物及手术方法保存根尖部的牙髓或使根尖周组织沉积硬组织,促使牙根继续发育和根尖形成的治疗方法。

一、治疗前评估与指导

1. 评估家长及患儿对疾病与治疗方法的了解程度,讲解该治疗的优缺点、步骤、就诊次数及费用。

2. 评估患儿的配合度,指导患儿在治疗过程中的配合方法,做好行为管理。

3. 评估患牙牙髓感染情况、患儿及家长的心理状态,做好心理护理。

二、护理流程

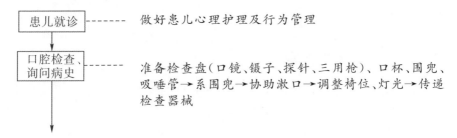

患儿就诊 ------ 做好患儿心理护理及行为管理

口腔检查、询问病史 ------ 准备检查盘(口镜、镊子、探针、三用枪)、口杯、围兜、吸唾管→系围兜→协助漱口→调整椅位、灯光→传递检查器械

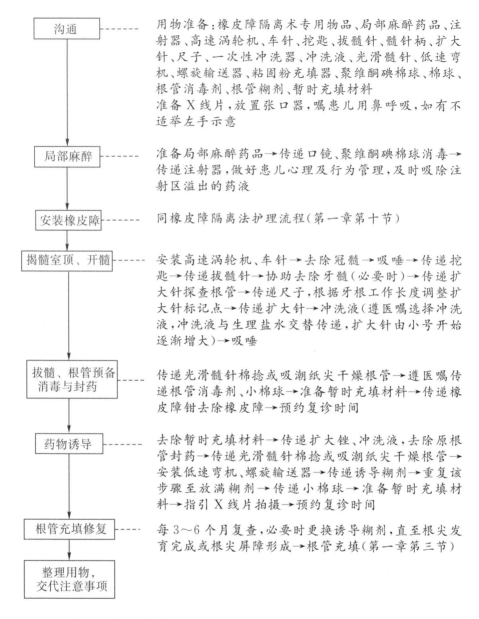

沟通 ┄┄┄ 用物准备:橡皮障隔离术专用物品、局部麻醉药品、注射器、高速涡轮机、车针、挖匙、拔髓针、髓针柄、扩大针、尺子、一次性冲洗器、冲洗液、光滑髓针、低速弯机、螺旋输送器、粘固粉充填器、聚维酮碘棉球、棉球、根管消毒剂、根管糊剂、暂时充填材料
准备 X 线片,放置张口器,嘱患儿用鼻呼吸,如有不适举左手示意

局部麻醉 ┄┄┄ 准备局部麻醉药品→传递口镜、聚维酮碘棉球消毒→传递注射器,做好患儿心理及行为管理,及时吸除注射区溢出的药液

安装橡皮障 ┄┄┄ 同橡皮障隔离法护理流程(第一章第十节)

揭髓室顶、开髓 ┄┄┄ 安装高速涡轮机、车针→去除冠髓→吸唾→传递挖匙→传递拔髓针→协助去除牙髓(必要时)→传递扩大针探查根管→传递尺子,根据牙根工作长度调整扩大针标记点→传递扩大针→冲洗液(遵医嘱选择冲洗液,冲洗液与生理盐水交替传递,扩大针由小号开始逐渐增大)→吸唾

拔髓、根管预备消毒与封药 ┄┄┄ 传递光滑髓针棉捻或吸潮纸尖干燥根管→遵医嘱传递根管消毒剂、小棉球→准备暂时充填材料→传递橡皮障钳去除橡皮障→预约复诊时间

药物诱导 ┄┄┄ 去除暂时充填材料→传递扩大锉、冲洗液,去除原根管封药→传递光滑髓针棉捻或吸潮纸尖干燥根管→安装低速弯机、螺旋输送器→传递诱导糊剂→重复该步骤至放满糊剂→传递小棉球→准备暂时充填材料→指引 X 线片拍摄→预约复诊时间

根管充填修复 ┄┄┄ 每3~6个月复查,必要时更换诱导糊剂,直至根尖发育完成或根尖屏障形成→根管充填(第一章第三节)

整理用物,交代注意事项

三、治疗后健康指导

1.治疗后 2~3 天内可能会出现不同程度的术后反应,如无明显肿痛,且 2~3 天内缓解无需就医,如疼痛持续或加重应及时就诊。

2.治疗结束后 2 小时内不可进食,24 小时内避免患侧咀嚼;诱导期间避免患侧咬硬物。

3.教会家长观察判断暂时充填材料及封闭材料有无脱落的方法,如材料脱落应及时复诊,以免影响疗效。

4.告知家长该治疗周期较长,需多次拍摄 X 线片。讲解按时复诊及拍摄 X 线片的意义与重要性,取得家长理解,提高依从性。

5.指导患儿正确刷牙的方法,养成良好的口腔卫生习惯。

四、注意事项

1.治疗过程中严格执行无菌操作,认真落实查对制度。仔细核对药液的名称、浓度、性状。使用橡皮障隔湿法防止药液对黏膜产生刺激,传递前确保注射头连接牢固,冲洗器通畅。

2.使用低速弯机前关闭牙椅水路;使用输送器时注意检查螺纹的长度与性能;如使用棉球隔湿,应避免棉球接触输送器,以防断针。

3.做好患儿行为管理,防止因哭闹造成小器械掉入患儿口中,引起误吞或误吸。

第四节　牙髓切断术护理流程

牙髓切断术是指在局部麻醉下去除冠方牙髓组织,用活髓保存剂覆盖牙髓创面以保存根部健康牙髓组织的一种治疗方法。

一、治疗前评估与指导

1.评估家长及患儿对疾病与治疗方法的了解程度,讲解该治疗的优缺点、步骤、复诊次数及费用。

2.评估患儿的配合度,指导患儿在治疗过程中的配合方法,做好行为管理。

3.评估患儿口腔卫生、饮食习惯,指导其养成正确的口腔卫生习惯。

4.评估患儿及家长的心理状态,做好心理护理。

二、护理流程

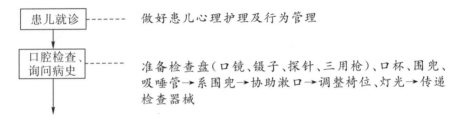

患儿就诊 ------ 做好患儿心理护理及行为管理

口腔检查、询问病史 ------ 准备检查盘(口镜、镊子、探针、三用枪)、口杯、围兜、吸唾管→系围兜→协助漱口→调整椅位、灯光→传递检查器械

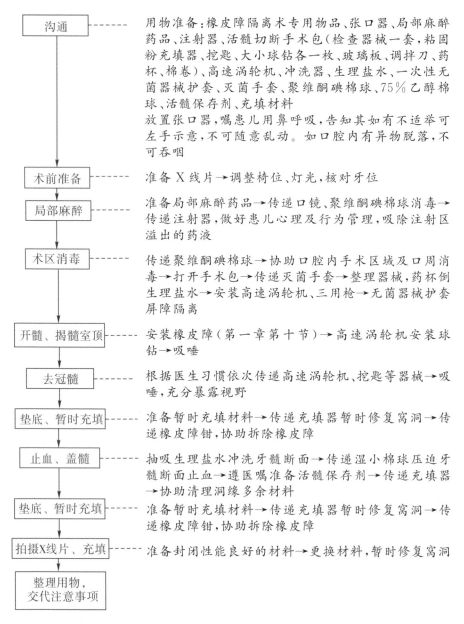

沟通	用物准备:橡皮障隔离术专用物品、张口器、局部麻醉药品、注射器、活髓切断手术包(检查器械一套,粘固粉充填器、挖匙、大小球钻各一枚、玻璃板、调拌刀、药杯、棉卷)、高速涡轮机、冲洗器、生理盐水、一次性无菌器械护套、灭菌手套、聚维酮碘棉球、75%乙醇棉球、活髓保存剂、充填材料 放置张口器,嘱患儿用鼻呼吸,告知其如有不适举可左手示意,不可随意乱动。如口腔内有异物脱落,不可吞咽
术前准备	准备X线片→调整椅位、灯光,核对牙位
局部麻醉	准备局部麻醉药品→传递口镜、聚维酮碘棉球消毒→传递注射器,做好患儿心理及行为管理,吸除注射区溢出的药液
术区消毒	传递聚维酮碘棉球→协助口腔内手术区域及口周消毒→打开手术包→传递灭菌手套→整理器械,药杯倒生理盐水→安装高速涡轮机、三用枪→无菌器械护套屏障隔离
开髓、揭髓室顶	安装橡皮障(第一章第十节)→高速涡轮机安装球钻→吸唾
去冠髓	根据医生习惯依次传递高速涡轮机、挖匙等器械→吸唾,充分暴露视野
垫底、暂时充填	准备暂时充填材料→传递充填器暂时修复窝洞→传递橡皮障钳,协助拆除橡皮障
止血、盖髓	抽吸生理盐水冲洗牙髓断面→传递湿小棉球压迫牙髓断面止血→遵医嘱准备活髓保存剂→传递充填器→协助清理洞缘多余材料
垫底、暂时充填	准备暂时充填材料→传递充填器暂时修复窝洞→传递橡皮障钳,协助拆除橡皮障
拍摄X线片、充填	准备封闭性能良好的材料→更换材料,暂时修复窝洞
整理用物,交代注意事项	

三、治疗后健康指导

1.嘱患儿不可用患牙咬物,避免对患牙的冷、热刺激。

2.对暂时充填的患者,应告知其复诊时间,并说明可能出现的症状及注意事项,如有不适,应及时到医院就诊。

3.根据充填材料的特性,告知患儿家长饮食需注意的要点。

4.告知患儿和家长局部麻醉后的注意事项,局部麻醉作用消退前勿咬、捏、搓脸颊、唇部等,以免造成创伤性溃疡,应等局部麻醉作用消退后再进食。

5.指导患儿正确的刷牙方式,告知家长应注意其口腔卫生,养成良好的口腔卫生习惯。

6.术后2～4年内需定期随访,检查牙髓的活力及根尖发育程度。

四、注意事项

1.仔细询问患儿过敏史,注射局部麻醉药品后注意观察患儿的反应。

2.严格无菌操作,以减少牙髓感染的机会。

3.使用橡皮障时避免堵塞患儿鼻腔,注意观察患儿的呼吸情况。

第五节 乳牙拔除术护理流程

乳牙拔除术是指乳牙因生理性替换以及严重牙体疾病或牙外伤等不能保留的情况下,医务人员熟练应用行为管理方法及疼痛控制方法在儿童无痛苦的情况下拔除乳牙。

一、治疗前评估与指导

1.评估家长及患儿对替牙期知识的认知,指导替牙期口腔保健知识。

2.评估患儿的配合度,对患儿及家长进行行为管理,指导患儿在治疗过程中的配合方法。

3.评估患儿的全身情况、进食情况、过敏史以及是否存在拔牙禁忌证。

4.评估患儿的口腔情况,核对需拔除的牙位、数量。

二、护理流程

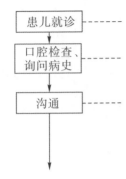

| 患儿就诊 | ------ | 做好患儿心理护理及行为管理 |

| 口腔检查、询问病史 | ------ | 准备检查盘(口镜、镊子、探针、三用枪)、口杯、围兜→系围兜→协助漱口→调整椅位、灯光→传递检查器械 |

| 沟通 | ------ | 用物准备:局部麻醉药品、注射器、牙龈分离器、拔牙钳(根据牙位选择)、牙挺、吸唾管、聚维酮碘棉球、棉花
放置张口器,嘱患儿用鼻呼吸,告知其如有不适可举左手示意,不可随意乱动。如口腔内有异物脱落,不可吞咽 |

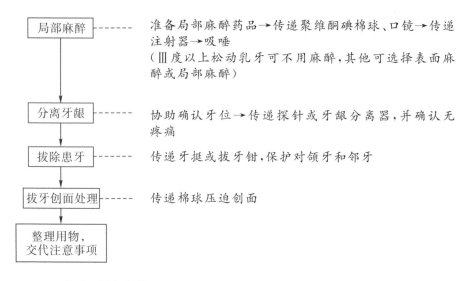

局部麻醉 ------ 准备局部麻醉药品→传递聚维酮碘棉球、口镜→传递注射器→吸唾
（Ⅲ度以上松动乳牙可不用麻醉，其他可选择表面麻醉或局部麻醉）

分离牙龈 ------ 协助确认牙位→传递探针或牙龈分离器，并确认无疼痛

拔除患牙 ------ 传递牙挺或拔牙钳，保护对颌牙和邻牙

拔牙创面处理 ------ 传递棉球压迫创面

整理用物，交代注意事项

三、治疗后健康指导

1.拔牙后咬紧棉花 15～20 分钟压迫止血，期间避免说话，产生的唾液应吞下。

2.棉球去除后，不可反复吸吮、舔创口及吐唾液，24 小时内不要刷牙、漱口。

3.局部麻醉作用消退前不要进食，拔牙当日进温凉软食，勿使用拔牙侧咀嚼。家长需协助监督并提醒患儿勿咬、捏、搓脸颊，以免造成创伤性溃疡。

4.如需做间隙保持器的患儿，协助预约复诊时间。

四、注意事项

1.使用局部麻醉药品前协助医生再次核实患儿的全身情况、进食情况、过敏史以及有无禁忌证等。

2.拔牙前应再次与家长确定牙位。

3.全程做好患儿的行为管理和心理护理。

4.观察病情：拔牙过程中认真观察患儿病情，如意识、面色等。

5.按牙位正确选择拔牙钳，拔除多生牙时，注意钳喙的大小是否合适。

第六节　乳牙根管治疗术护理流程

乳牙根管治疗术是指通过根管预备和药物消毒去除感染物质对根尖周组织的刺激，并用可以吸收的充填材料充填根管，防止发生根尖周病，促进根尖周病愈合。乳牙根管治疗术是保留牙髓坏死或根尖周感染乳牙的最后的治疗手段。

一、治疗前评估与指导

1.评估家长及患儿对根管治疗相关知识的了解程度,告知该治疗的过程、复诊次数及费用。

2.评估患儿的配合度,对患儿及家长进行行为管理,指导患儿在治疗过程中的配合方法。

3.需局部麻醉的患儿,评估其全身情况、进食情况、既往史、过敏史,判断是否存在局部麻醉禁忌证。

4.评估患儿及家长的心理状况,做好患儿及家长的心理护理。

5.评估患儿的口腔卫生、饮食习惯,指导其养成正确的口腔卫生习惯。

二、护理流程

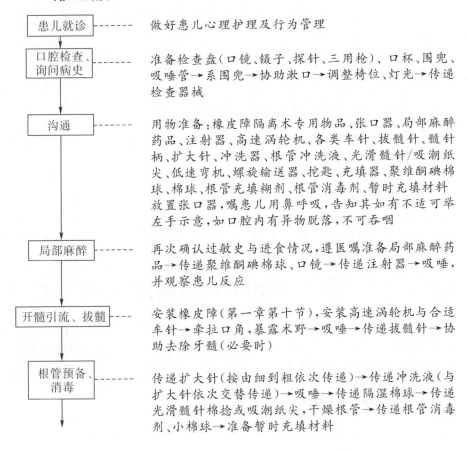

患儿就诊 ------- 做好患儿心理护理及行为管理

口腔检查、询问病史 ------- 准备检查盘(口镜、镊子、探针、三用枪)、口杯、围兜、吸唾管→系围兜→协助漱口→调整椅位、灯光→传递检查器械

沟通 ------- 用物准备:橡皮障隔离术专用物品、张口器、局部麻醉药品、注射器、高速涡轮机、各类车针、拔髓针、髓针柄、扩大针、冲洗器、根管冲洗液、光滑髓针/吸潮纸尖、低速弯机、螺旋输送器、挖匙、充填器、聚维酮碘棉球、棉球、根管充填糊剂、根管消毒剂、暂时充填材料放置张口器,嘱患儿用鼻呼吸,告知其如有不适可举左手示意,如口腔内有异物脱落,不可吞咽

局部麻醉 ------- 再次确认过敏史与进食情况,遵医嘱准备局部麻醉药品→传递聚维酮碘棉球、口镜→传递注射器→吸唾,并观察患儿反应

开髓引流、拔髓 ---- 安装橡皮障(第一章第十节),安装高速涡轮机与合适车针→牵拉口角,暴露术野→吸唾→传递拔髓针→协助去除牙髓(必要时)

根管预备、消毒 ------- 传递扩大针(按由细到粗依次传递)→传递冲洗液(与扩大针依次交替传递)→吸唾→传递隔湿棉球→传递光滑髓针棉捻或吸潮纸尖,干燥根管→传递根管消毒剂、小棉球→准备暂时充填材料

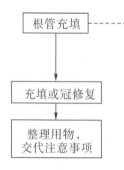

根管充填 ------→ 去除暂时充填材料→安装低速弯机，螺旋输送器→传递棉球隔湿→传递根管充填糊剂→传递螺旋输送器导入根管充填糊剂→吸唾→传递小棉球去除多余糊剂→传递粘固粉充填器→传递暂时充填材料

三、治疗后健康指导

1. 根据充填材料，告诉患儿及家长进食时间。暂时充填材料充填完 2 小时后进食，封药观察期间不可使用患侧咀嚼；玻璃离子水门汀材料充填完 2 小时后进食，24 小时内避免患侧咀嚼；树脂类材料无影响。

2. 治疗后 2～3 天内有轻微不适属正常现象，如肿痛加剧需及时复诊。

3. 教会家长观察判断充填物是否脱落的方法，如脱落及时复诊，以免影响疗效。

4. 根管治疗后牙齿应避免咬硬物，以防发生折裂。

四、注意事项

1. 注射局部麻醉药品后，注意观察患儿全身反应。

2. 传递小器械前需确认小器械的性能及长度，禁止在患儿头面部传递器械，全程做好患儿行为管理。

3. 传递药液时须严格执行三查七对，并确保注射头连接牢固，冲洗器通畅。注射器应避开患儿视线，以免引起患儿恐惧心理。

4. 使用螺旋输送器时注意检查螺纹的长度与性能；安放隔湿棉球不可碰到螺旋输送器，以防发生断针。

第七节　儿童树脂粘接修复术护理流程

儿童树脂粘接修复术是治疗龋齿的一种方法，通常在去除病变组织后使用树脂材料恢复牙体外形，以提高咀嚼功能。目前临床上的树脂种类繁多，本节主要介绍光固化符合树脂的使用护理流程。

一、治疗前评估与指导

1. 评估家长及患儿对该治疗的了解程度，告知治疗的过程及费用。

2.评估患儿的配合度,对患儿进行行为管理,指导患儿在治疗过程中的配合方法。

3.评估患儿及家长的心理状态,做好患儿及家长的心理护理。

4.评估患儿的口腔卫生和饮食习惯,指导患儿及家长养成正确的口腔卫生习惯。

二、护理流程

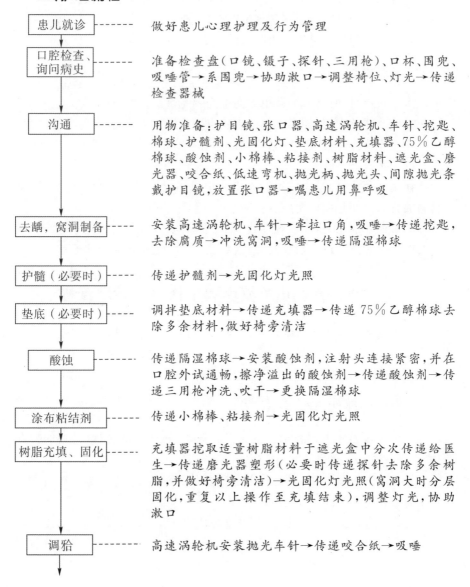

患儿就诊	------	做好患儿心理护理及行为管理
口腔检查、询问病史	------	准备检查盘(口镜、镊子、探针、三用枪)、口杯、围兜、吸唾管→系围兜→协助漱口→调整椅位、灯光→传递检查器械
沟通	------	用物准备:护目镜、张口器、高速涡轮机、车针、挖匙、棉球、护髓剂、光固化灯、垫底材料、充填器、75%乙醇棉球、酸蚀剂、小棉棒、粘接剂、树脂材料、遮光盒、磨光器、咬合纸、低速弯机、抛光柄、抛光头、间隙抛光条戴护目镜,放置张口器→嘱患儿用鼻呼吸
去龋,窝洞制备	------	安装高速涡轮机、车针→牵拉口角,吸唾→传递挖匙,去除腐质→冲洗窝洞,吸唾→传递隔湿棉球
护髓(必要时)	------	传递护髓剂→光固化灯光照
垫底(必要时)	------	调拌垫底材料→传递充填器→传递75%乙醇棉球去除多余材料,做好椅旁清洁
酸蚀	------	传递隔湿棉球→安装酸蚀剂,注射头连接紧密,并在口腔外试通畅,擦净溢出的酸蚀剂→传递酸蚀剂→传递三用枪冲洗、吹干→更换隔湿棉球
涂布粘结剂	------	传递小棉棒、粘接剂→光固化灯光照
树脂充填、固化	------	充填器挖取适量树脂材料于遮光盒中分次传递给医生→传递磨光器塑形(必要时传递探针去除多余树脂,并做好椅旁清洁)→光固化灯光照(窝洞大时分层固化,重复以上操作至充填结束),调整灯光,协助漱口
调𬌗	------	高速涡轮机安装抛光车针→传递咬合纸→吸唾

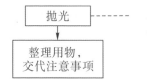

安装低速弯机、抛光柄及抛光头→传递间隙抛光条，协助抛光牙体邻面

三、治疗后健康指导

1. 指导患儿掌握正确的刷牙方法，养成良好的口腔卫生习惯。

2. 建议每3个月进行一次常规的口腔检查。

3. 教会家长判断充填物是否脱落的方法，如发现脱落、肿痛，应及时复诊。

四、注意事项

1. 术中吸唾时动作轻柔，避免损伤患儿舌系带及口底黏膜。

2. 操作时注意观察患儿的反应，正确应用儿童行为管理。

3. 注意无菌操作，注射型的材料避免回抽，防止空气进入产生气泡，注射头一人一用一丢弃。

4. 使用光固化灯时，应使用遮光板或护目镜保护眼睛。配合光照时，应根据材料放置位置调整照射角度。

5. 约束治疗的患儿，注意观察其全身情况，防止因呕吐而引起误吸。

6. 咽反射敏感的患儿治疗时，应避免在合并呼吸道疾病期间治疗。

第八节　儿童玻璃离子修复术护理流程

儿童玻璃离子充填术是治疗龋齿的一种方法，通常在去除病变组织后使用玻璃离子材料恢复牙体外形，以提高咀嚼功能。该材料可以缓慢释放氟素，可起到氟库的作用，对继发龋齿有一定的抑制作用。

一、治疗前评估与指导

1. 评估家长及患儿对该治疗的了解程度，告知治疗的过程、材料的特点及费用。

2. 评估患儿的配合度，做好患儿及家长的行为管理，指导患儿在治疗过程中的配合方法。

3. 评估患儿及家长的心理状态，做好心理护理。

4. 评估患儿的口腔卫生和饮食习惯，指导其养成正确的口腔卫生习惯。

二、护理流程

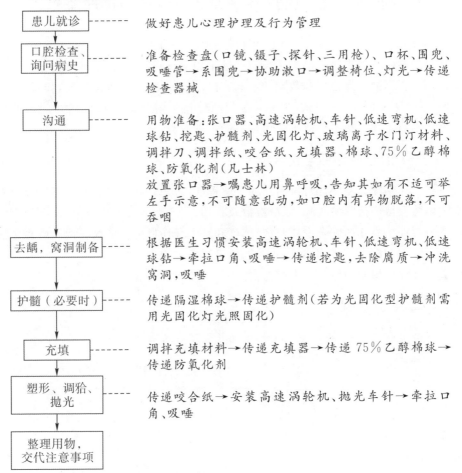

| 患儿就诊 | ------ | 做好患儿心理护理及行为管理 |

口腔检查、询问病史 ------ 准备检查盘（口镜、镊子、探针、三用枪）、口杯、围兜、吸唾管→系围兜→协助漱口→调整椅位、灯光→传递检查器械

沟通 ------ 用物准备：张口器、高速涡轮机、车针、低速弯机、低速球钻、挖匙、护髓剂、光固化灯、玻璃离子水门汀材料、调拌刀、调拌纸、咬合纸、充填器、棉球、75%乙醇棉球、防氧化剂（凡士林）
放置张口器→嘱患儿用鼻呼吸，告知其如有不适可举左手示意，不可随意乱动，如口腔内有异物脱落，不可吞咽

去龋，窝洞制备 ----- 根据医生习惯安装高速涡轮机、车针、低速弯机、低速球钻→牵拉口角，吸唾→传递挖匙，去除腐质→冲洗窝洞，吸唾

护髓（必要时） ----- 传递隔湿棉球→传递护髓剂（若为光固化型护髓剂需用光固化灯光照固化）

充填 ------ 调拌充填材料→传递充填器→传递75%乙醇棉球→传递防氧化剂

塑形、调𬌗、抛光 ----- 传递咬合纸→安装高速涡轮机、抛光车针→牵拉口角、吸唾

整理用物，交代注意事项

三、治疗后健康指导

1.治疗后2小时内禁止进食，24小时内禁止患侧咀嚼。

2.指导患儿正确的刷牙方法，养成良好的口腔卫生习惯。

3.3个月后复查，如有不适，及时随诊。

四、注意事项

1.术中吸唾时动作轻柔，方法正确，勿损伤患儿的舌系带、口底黏膜及颊黏膜。

2.治疗时注意观察患儿的反应，全程正确应用儿童行为管理，防止异物误吞。

3.材料取量合适，符合节约原则。

第九节　儿童带环丝圈式间隙保持器护理流程

间隙管理是指牙齿早失后,为了防止临牙向缺隙部位倾斜和对颌牙伸长,利用间隙保持器来维持早失牙齿的近远中和垂直间隙,以保证继承恒牙的正常萌出。根据缺失牙位置和数量的不同,可以设计不同的间隙保持器,如:带环丝圈式、全冠丝圈式、舌弓式、Nance 弓间隙保持器、远中导板、可摘式间隙保持器。本节主要介绍带环丝圈式保持器的护理流程。

一、治疗前评估与指导

1.评估家长及患儿对该治疗的了解程度,告知其乳牙早失的危害以及丝圈式间隙保持器治疗的过程、复诊次数及费用。

2.评估患儿的配合度、咽喉敏感度和缺失牙伤口愈合情况。指导患儿在治疗过程中的配合方法,并对患儿及家长进行心理护理。

3.评估患儿的口腔卫生和饮食习惯,指导患儿养成正确的口腔卫生习惯。

二、护理流程

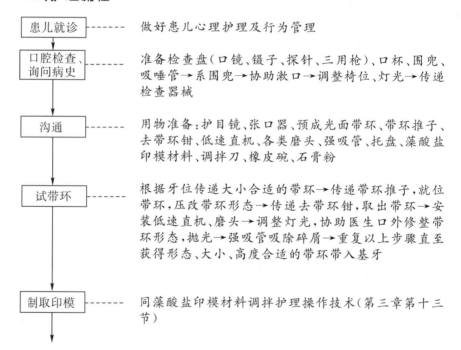

| 患儿就诊 | ------ | 做好患儿心理护理及行为管理 |

| 口腔检查、询问病史 | ------ | 准备检查盘(口镜、镊子、探针、三用枪)、口杯、围兜、吸唾管→系围兜→协助漱口→调整椅位、灯光→传递检查器械 |

| 沟通 | ------ | 用物准备:护目镜、张口器、预成光面带环、带环推子、去带环钳、低速直机、各类磨头、强吸管、托盘、藻酸盐印模材料、调拌刀、橡皮碗、石膏粉 |

| 试带环 | ------ | 根据牙位传递大小合适的带环→传递带环推子,就位带环,压改带环形态→传递去带环钳,取出带环→安装低速直机、磨头→调整灯光,协助医生口外修整带环形态,抛光→强吸管吸除碎屑→重复以上步骤直至获得形态、大小、高度合适的带环带入基牙 |

| 制取印模 | ------ | 同藻酸盐印模材料调拌护理操作技术(第三章第十三节) |

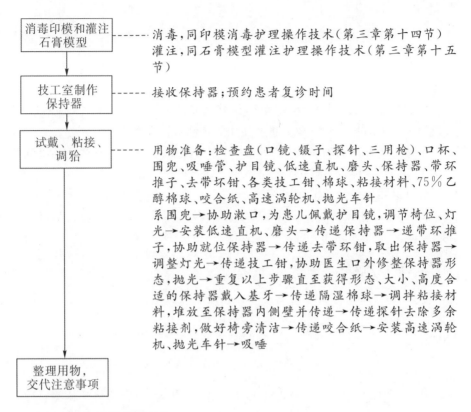

三、治疗后健康指导

1.治疗后 2 小时内不可进食,24 小时内避免使用患侧咀嚼。

2.告知家长如出现保持器松动、移位、恒牙萌出等现象,应及时就诊。

3.嘱患儿及家长养成良好的口腔卫生习惯,每 3 个月复查一次。

四、注意事项

1.试带环或试保持器时,保持手指干燥,避免带环或保持器滑脱,发生误吞、误吸。

2.在口外调改带环或保持器时,应为患儿佩戴护目镜,避免碎屑进入患儿眼睛,并及时调节灯光,方便医生操作。

第十节　笑气-氧气吸入镇静技术的护理流程

笑气-氧气吸入镇静技术是指在口腔治疗过程中,患者在清醒状态下吸入笑气-氧气混合气体的吸入镇静技术。

一、治疗前评估与指导

1.评估仪器设备以及急救用品是否处于完好备用状态,废气处理系统是否处于开启状态。

2.评估患儿及家长的焦虑程度,做好患儿及家长的行为管理,向患儿及家长讲解大致的治疗步骤。教会患儿使用鼻罩呼吸。

3.评估患儿是否有扁桃体肿大、中耳炎、鼻塞、咳嗽等上呼吸道感染症状。评估患儿的生命体征,排除笑气-氧气吸入镇静的禁忌证。

4.询问术前的禁食情况。按照2—4—6—8(术前2小时禁水和清饮,4小时禁母乳,6小时禁牛奶和固体食物,8小时禁油腻和难以消化的食物)的要求禁食。

二、护理流程

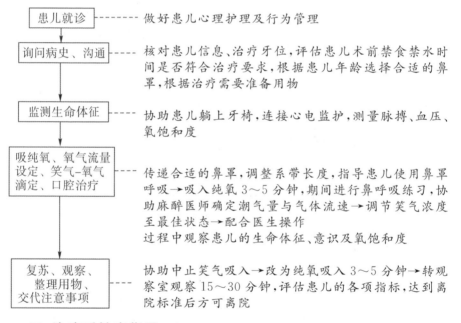

三、治疗后健康指导

1.结合治疗内容进行相应的健康指导。

2.如有局部麻醉,则增加局部麻醉后的注意事项指导。

3.建议家长加强对患儿的监护,避免发生跌倒,建议患儿24小时内不做精密操作或体育运动。

4.有特殊情况应及时复诊处理。

四、注意事项

1.笑气-氧气吸入镇静技术对患儿的年龄及配合度有一定的要求,操作者需有一定的行为管理能力,应结合患儿年龄使用患儿能理解的方法告知其治疗过程。

2.严格掌握禁忌证,该项技术不适用于合并鼻呼吸不通畅、中耳炎、扁桃体肿大、呼吸道感染等情况的患儿。应选择合适大小的鼻罩,过大的鼻罩会影响上颌牙齿的治疗。

3.在治疗过程中加强与患儿的沟通交流,确定患儿的镇静深度以及舒适度。理想镇静深度时,患儿面部表情放松,目光呆滞,上眼睑下垂,音调出现轻微变化,自述舒适,四肢自然伸展,手掌温暖、微湿呈打开状态。一般笑气浓度在50%左右,最高不超过70%;进行可能引起疼痛的操作时可增加浓度并及时调整浓度。发现异常及时告诉医生并配合处理。

4.该镇静方法浓度过高时可能会导致患儿出现呕吐等症状,如发现患儿恶心呕吐、不使用鼻呼吸、不配合等情况,立即配合医生处理。关闭笑气进行纯氧吸入处理后,患者可恢复。处理时需防范误吞、误吸及坠床的发生。

5.结束后,氧气吸入时间不足可能会出现弥散性低氧血症。一般纯氧吸入时间为3~5分钟,如患儿出现头痛、嗜睡、恶心等症状,可增加纯氧吸入时间。

第十一节 非合作患儿全身麻醉下口腔治疗技术的护理流程

口腔科全麻技术是利用麻醉药物诱导患儿意识丧失的技术,全麻后语言和疼痛刺激都不能使患儿清醒,自主通气功能受损,保护性反射部分或全部丧失,必须依靠气道管理才能保证患儿安全,是临床中解决非合作患儿口腔问题的终极行为管理方法。

一、治疗前评估与指导

1.评估仪器设备以及急救用品是否处于完好备用状态。

2.评估患儿是否符合该镇静方法的适应证,做好患儿及家长的心理护理,讲解治疗的大致过程。

3.评估患儿术前准备是否完善,结果是否符合治疗要求。

4.评估患儿术前的禁食、禁饮情况。

二、护理流程

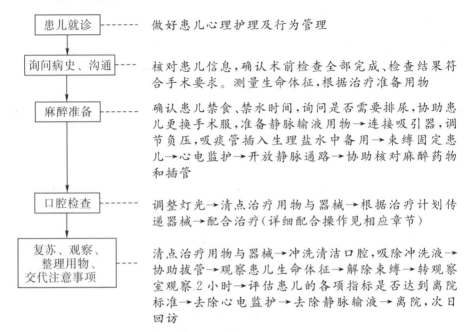

患儿就诊	做好患儿心理护理及行为管理
询问病史、沟通	核对患儿信息,确认术前检查全部完成、检查结果符合手术要求。测量生命体征,根据治疗准备用物
麻醉准备	确认患儿禁食、禁水时间,询问是否需要排尿,协助患儿更换手术服,准备静脉输液用物→连接吸引器,调节负压,吸痰管插入生理盐水中备用→束缚固定患儿→心电监护→开放静脉通路→协助核对麻醉药物和插管
口腔检查	调整灯光→清点治疗用物与器械→根据治疗计划传递器械→配合治疗(详细配合操作见相应章节)
复苏、观察、整理用物、交代注意事项	清点治疗用物与器械→冲洗清洁口腔,吸除冲洗液→协助拔管→观察患儿生命体征→解除束缚→转观察室观察2小时→评估患儿的各项指标是否达到离院标准→去除心电监护→去除静脉输液→离院,次日回访

三、治疗后健康指导

1.结合治疗内容进行相应的健康指导。

2.建议家长离院回家途中保持患儿坐卧位,手术当日至次日清晨加强对患儿的监护,避免下床活动导致跌倒。回家后如无恶心、呕吐,可进食少许温热开水,无呛咳可进食流质。

3.插管后可能出现鼻腔、咽喉不适,多数患儿一天内可缓解。

4.一次治疗多颗牙可能会改变咬合关系,需慢慢适应;饮食上先选择质地软的食物,逐步过渡到正常饮食。

5.有特殊情况可咨询或预约复诊处理。

四、注意事项

1.全麻镇静技术需禁水4小时、禁食8小时,在术前当晚进食易消化的食物。

2.严格掌握适应证,如患儿有哮喘、癫痫、先天性心脏病、高血压等疾病,应在疾病平稳期进行该手术。

3.该手术时间较长,需对患儿进行一些保护手段,如凡士林滋润口角,贴眼膜等。操作中动作轻柔,注意不要牵拉、压迫导管,导管周围加强压疮防范。

4.治疗前后需清点器械,避免遗漏于患儿口中。

5.复苏期间患儿有发生呕吐以及躁动的可能,应做好窒息和坠床的防范措施。

第十二节　约束板护理操作技术

约束板是实现保护性固定的一种工具,可以协助医护人员固定患儿,达到使其安全完成口腔治疗的目的。约束板仅适用于其他非药物性行为管理方法无效、较难管理的儿童。

一、操作前评估

1.评估患儿的年龄、身高及全身情况,是否符合该项操作的适应证。向患儿家长讲解该技术的优缺点,征得家长同意。

2.确认患儿治疗前禁食、禁水时间,是否有呼吸道感染或发热现象。

3.评估患儿全身情况,有无过敏史。

4.评估家长对约束治疗内容的了解程度,简单讲解治疗相关知识,做好相应的解释与引导。

二、用物准备

约束板、外包布、内包布。约束板套好外包布待用。

三、操作流程

放平牙椅→根据患儿年龄身高选择大小合适的约束板及配套约束包布→约束板放于牙椅上→张开上下翼→铺内包布→对齐内外包布中线→脱去患儿外衣裤,背部垫入吸汗毛巾,协助其躺平,肩部对齐约束板上缘→双手放于身体两侧,腿伸直→固定上下肢→分别固定内外包布→查看松紧度→调整(必要时)→开始治疗→治疗结束按顺序打开包布→取出吸汗毛巾→协助家长为患儿穿衣→更换内外包布→调节椅位→整理用物,洗手。

四、注意事项

1.使用约束板需经家长同意,解释可能对患儿产生的各种影响,如恐惧、不适等。

2.约束前嘱家长带患儿排尿、脱外衣裤等准备工作,幼童穿尿不湿。

3.约束患儿前需了解患儿进食情况、过敏史、全身性疾病(癫痫、无汗型外胚叶发育不全综合征、关节脱臼史),评估患儿的智力及沟通能力。

4.智力正常、有沟通能力的患儿全程进行行为诱导,鼓励其配合医生。

5.约束患儿手脚时应按压在关节处,避免使用蛮力而导致患儿脱臼或骨折。

6.全程防止患儿发生坠床,特别是治疗结束松开包布时。

7.根据患儿治疗项目在约束前备齐所有用物及材料,以免延长治疗时间。

8.提醒家长携带更换的衣物及吸汗毛巾,治疗结束后及时更衣,避免受凉。

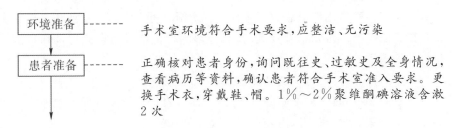

第六章

种植外科的护理

第一节　种植体植入术护理流程

种植手术是指采用外科手术方法将金属钛等生物相容性材料作为人工牙根植入上、下颌骨,并通过骨结合后形成的牢固基桩来支持义齿的一种新的技术方法。

一、种植一期手术护理流程

（一）手术前评估与指导

1.核对并确认患者身份、手术部位,评估患者对种植牙手术的了解程度,向其讲解手术过程及配合要求。

2.评估患者的全身状况,包括是否使用抗凝药,是否患有糖尿病、高血压、心血管系统疾病,是否有过敏史,是否有吸烟、酗酒习惯,女性患者是否在月经期。

3.评估患者的口腔情况,是否有颞下颌关节病史;了解缺牙的部位、数量,余留牙的位置是否正常;是否有牙周及口腔黏膜炎症。

4.评估患者术前准备是否完善,评估其配合度及心理状态。

（二）护理流程

| 环境准备 | ------ 手术室环境符合手术要求,应整洁、无污染 |
| 患者准备 | ------ 正确核对患者身份,询问既往史、过敏史及全身情况,查看病历等资料,确认患者符合手术室准入要求。更换手术衣,穿戴鞋、帽。1‰～2‰聚维酮碘溶液含漱2次 |

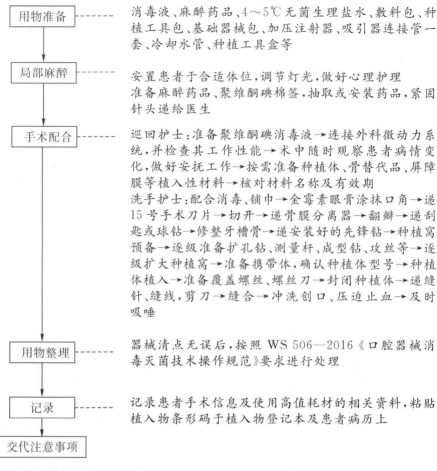

用物准备	------	消毒液、麻醉药品、4～5℃无菌生理盐水、敷料包、种植工具包、基础器械包、加压注射器、吸引器连接管一套、冷却水管、种植工具盒等
局部麻醉	------	安置患者于合适体位,调节灯光,做好心理护理 准备麻醉药品、聚维酮碘棉签,抽取或安装药品,紧固针头递给医生
手术配合	------	巡回护士:准备聚维酮碘消毒液→连接外科微动力系统,并检查其工作性能→术中随时观察患者病情变化,做好安抚工作→按需准备种植体、骨替代品、屏障膜等植入性材料→核对材料名称及有效期 洗手护士:配合消毒、铺巾→金霉素眼膏涂抹口角→递15号手术刀片→切开→递骨膜分离器→翻瓣→递刮匙或球钻→修整牙槽骨→递安装好的先锋钻→种植窝预备→逐级准备扩孔钻、测量杆、成型钻、攻丝等→逐级扩大种植窝→准备携带体,确认种植体型号→种植体植入→准备覆盖螺丝、螺丝刀→封闭种植体→递缝针、缝线,剪刀→缝合→冲洗创口、压迫止血→及时吸唾
用物整理	------	器械清点无误后,按照 WS 506—2016《口腔器械消毒灭菌技术操作规范》要求进行处理
记录	------	记录患者手术信息及使用高值耗材的相关资料,粘贴植入物条形码于植入物登记本及患者病历上
交代注意事项		

（三）手术后健康指导

1.术区用纱布或棉球压迫,嘱患者咬住 30 分钟后吐出。告知患者唾液中有少量血丝属正常现象,若伤口渗血不止,应立即就诊。

2.保持口腔清洁,手术当天避免用力、频繁漱口,刷牙时避免触及伤口。

3.麻醉药物作用消退后方可进食。手术当日可进温凉软食或半流质饮食,避免用患侧咀嚼。告知患者吸烟、饮酒会影响种植体骨结合能力及伤口愈合,指导戒烟戒酒。

4.术后注意休息,避免过度劳累及剧烈运动。

5.术后 24 小时内局部间断冷敷,避免冰袋直接接触皮肤而导致冻伤。

6.术前有临时义齿者,需经医生调改方可佩戴。

7.一般创口 7～10 天拆线,植骨术后创口 10～14 天后拆线,手术后 3～6个月行种植体上部修复,按时复诊。

（四）注意事项

1.种植体植入时停止冲洗，注意吸唾，吸唾器不要碰触种植体，防止唾液、血液污染种植体。

2.严格执行无菌操作，及时吸除口腔内血液、唾液及冷却水，术中充分暴露术区，保证术野清晰。

3.术中收集的自体骨及软组织应使用生理盐水保湿并用专用容器存放。

4.遵医嘱及时调节转速。术中使用无菌生理盐水充分冷却，密切关注冷却水管路是否通畅及水量是否充足，保证整个手术过程中钻头产热小于42℃，防止洞壁表面骨细胞因过热而发生坏死。术中冲洗用无菌生理盐水以4～5℃为宜，避免骨组织热损伤。

5.确保器械连接稳固，平稳传递，防止小器械误吞、误吸。

6.使用高值耗材时需与医生核对名称、型号、规格、有效期等，确认后再开启。

7.术中密切观察患者病情，必要时在心电监护下监测生命体征。

8.手术结束协助患者缓慢起身，避免体位性低血压的发生。

二、种植二期手术护理流程

在一期手术时，埋入式种植的种植体在愈合期完全埋置于软组织内，需要进行二期手术。具体过程为通过牙龈切口或软组织环切技术暴露并取出覆盖螺丝，安装愈合基台，引导牙周软组织愈合。一般种植一期手术后3～6个月即可行二期手术。

（一）手术前评估与指导

1.确认患者身份，核对患者信息，查看病历资料，了解其一期手术情况，包括种植体型号、种植牙位、是否植骨等，同时评估全身情况。

2.术前遵医嘱进行口腔种植影像学检查，拍摄X线片或锥形束CT，以评价种植体与牙槽骨的结合情况。

3.评估患者对种植二期手术的了解与配合程度，讲解种植二期手术的目的、过程及配合要点，消除患者紧张心理。

（二）护理流程

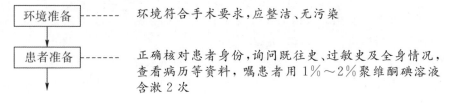

环境准备 ------ 环境符合手术要求，应整洁、无污染

患者准备 ------ 正确核对患者身份，询问既往史、过敏史及全身情况，查看病历等资料，嘱患者用1%～2%聚维酮碘溶液含漱2次

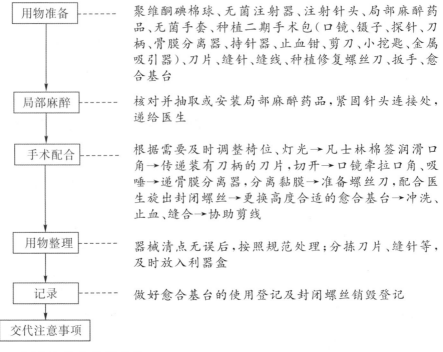

| 用物准备 | ------ | 聚维酮碘棉球、无菌注射器、注射针头、局部麻醉药品、无菌手套、种植二期手术包(口镜、镊子、探针、刀柄、骨膜分离器、持针器、止血钳、剪刀、小挖匙、金属吸引器)、刀片、缝针、缝线、种植修复螺丝刀、扳手、愈合基台 |

| 局部麻醉 | ------ | 核对并抽取或安装局部麻醉药品,紧固针头连接处,递给医生 |

| 手术配合 | ------ | 根据需要及时调整椅位、灯光→凡士林棉签润滑口角→传递装有刀柄的刀片,切开→口镜牵拉口角、吸唾→递骨膜分离器,分离黏膜→准备螺丝刀,配合医生旋出封闭螺丝→更换高度合适的愈合基台→冲洗、止血、缝合→协助剪线 |

| 用物整理 | ------ | 器械清点无误后,按照规范处理;分拣刀片、缝针等,及时放入利器盒 |

| 记录 | ------ | 做好愈合基台的使用登记及封闭螺丝销毁登记 |

交代注意事项

(三)手术后健康指导

1.术区若放有棉球或纱布,嘱患者压迫半小时后吐出,避免反复吐唾液、吸吮或舔伤口。术后 24 小时内术区避免刷牙,手术当日不可用力漱口,可含漱,以免引起术区出血。

2.术后 2~3 小时,待局部麻醉作用消退后,可进温凉软食或半流质饮食,避免患侧咀嚼。

3.注意口腔清洁,餐后漱口。正确使用软毛刷刷牙,做好愈合基台处的清理,可用无菌棉签蘸清水后擦拭干净,保持术区清洁。

4.伤口有缝线者,术后 7~10 天拆线。

5.愈合基台若出现松动或脱落须及时复诊,勿自行处理。

6.种植二期手术后,义齿组织面会发生变化,影响原义齿的佩戴,必须调改后再佩戴义齿。

(四)注意事项

1.及时吸除患者口内的血液及唾液,吸唾时注意吸唾管的放置部位,避免接触咽部敏感部位,不可影响医生操作。

2.卸下覆盖螺丝时,注意螺丝刀和螺丝,防止掉落口腔内而误吞。

3.使用环切刀切除黏骨膜时,应拉开口角,暴露术区,器械平稳传递,防止小器械误吞、误吸。

4.愈合基台遵照产品使用说明书使用,使用时需与医生确认型号、规格等。

三、All-on-four 手术护理流程

(一)手术前评估与指导

1.确认患者身份,评估患者对手术的了解程度,讲解手术过程及配合要求。

2.评估患者一般情况及口腔、全身状况,了解既往史、过敏史、进食情况。

3.评估患者术前准备是否完善,并测量生命体征。

4.评估患者配合度及心理状态,给予心理护理。

(二)护理流程

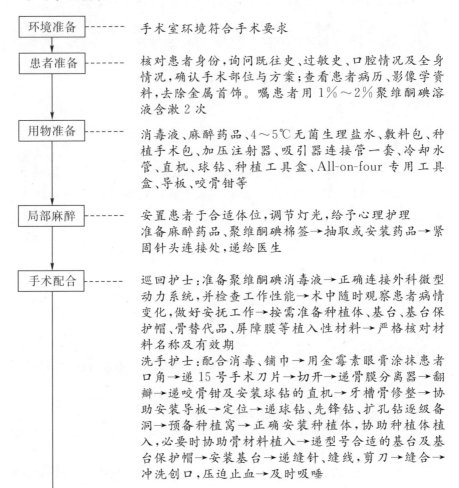

环境准备 ------ 手术室环境符合手术要求

患者准备 ------ 核对患者身份,询问既往史、过敏史、口腔情况及全身情况,确认手术部位与方案;查看患者病历、影像学资料,去除金属首饰。嘱患者用 1‰～2‰ 聚维酮碘溶液含漱 2 次

用物准备 ------ 消毒液、麻醉药品、4～5℃无菌生理盐水、敷料包、种植手术包、加压注射器、吸引器连接管一套、冷却水管、直机、球钻、种植工具盒、All-on-four 专用工具盒、导板、咬骨钳等

局部麻醉 ------ 安置患者于合适体位,调节灯光,给予心理护理
准备麻醉药品、聚维酮碘棉签→抽取或安装药品→紧固针头连接处,递给医生

手术配合 ------ 巡回护士:准备聚维酮碘消毒液→正确连接外科微型动力系统,并检查工作性能→术中随时观察患者病情变化,做好安抚工作→按需准备种植体、基台、基台保护帽、骨替代品、屏障膜等植入性材料→严格核对材料名称及有效期
洗手护士:配合消毒、铺巾→用金霉素眼膏涂抹患者口角→递 15 号手术刀片→切开→递骨膜分离器→翻瓣→递咬骨钳及安装球钻的直机→牙槽骨修整→协助安装导板→定位→递球钻、先锋钻、扩孔钻逐级备洞→预备种植窝→正确安装种植体,协助种植体植入,必要时协助骨材料植入→递型号合适的基台及基台保护帽→安装基台→递缝针、缝线,剪刀→缝合→冲洗创口,压迫止血→及时吸唾

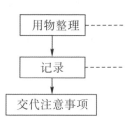

用物整理 ┄┄┄┄ 器械清点无误后,按照 WS 506—2016《口腔器械消毒灭菌技术操作规范》相应要求进行处置

记录 ┄┄┄┄ 记录患者手术相关信息及高值耗材的相关资料,粘贴条形码于病历上

交代注意事项

（三）手术后健康指导

1.术区止血纱布或棉球压迫30分钟后吐出。

2.保持口腔清洁,手术当天刷牙不触及伤口,避免用力、频繁漱口。告知患者唾液中略带血丝属正常现象,若伤口渗血不止,立即到医院检查止血。

3.麻醉药品作用消退后方可进食。术后注意休息,避免过度劳累、剧烈运动。

4.术后24小时内局部间断冷敷以预防肿胀、出血。

5.术后1～2周拆线。

6.术后6个月、1年复诊,如有不适随诊。

（四）注意事项

1.巡回护士在开启高值耗材前,需与主刀医生再次核对无误后方可置入无菌台。

2.术中正确及时吸唾,保证术野清晰,避免影响医生操作。吸唾时注意保护口腔黏膜,避免将吸引器头在手术切口和其他区域来回吸引,以免污染手术切口。

3.术中防止小器械误吞、误吸,确保器械连接稳固,平稳传递,并做好患者治疗安全教育。

4.术中密切观察患者病情变化,必要时在心电监护下监测生命体征。

5.操作时严格遵守无菌技术操作原则。

6.严格遵守手术核查制度及手术器械清点制度。

第二节　种植骨增量术护理流程

一、上颌窦底内提升手术护理流程

（一）手术前评估与指导

1.确认患者身份,评估患者对手术的了解程度,向其讲解手术过程及配合要求。

2.评估患者一般情况、口腔情况及全身状况,了解既往史、过敏史、进食情况,以及是否患有上呼吸道感染、鼻炎等。

3.评估患者术前准备是否完善,并测量生命体征。

4.评估患者配合度及心理状态,给予心理护理。

(二)护理流程

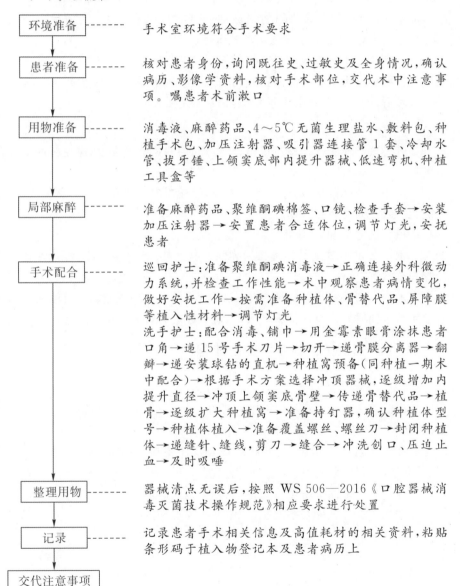

环境准备 ------ 手术室环境符合手术要求

患者准备 ------ 核对患者身份,询问既往史、过敏史及全身情况,确认病历、影像学资料,核对手术部位,交代术中注意事项。嘱患者术前漱口

用物准备 ------ 消毒液、麻醉药品、4~5℃无菌生理盐水、敷料包、种植手术包、加压注射器、吸引器连接管1套、冷却水管、拔牙锤、上颌窦底部内提升器械、低速弯机、种植工具盒等

局部麻醉 ------ 准备麻醉药品、聚维酮碘棉签、口镜、检查手套→安装加压注射器→安置患者合适体位,调节灯光,安抚患者

手术配合 ------ 巡回护士:准备聚维酮碘消毒液→正确连接外科微动力系统,并检查工作性能→术中观察患者病情变化,做好安抚工作→按需准备种植体、骨替代品、屏障膜等植入性材料→调节灯光

洗手护士:配合消毒、铺巾→用金霉素眼膏涂抹患者口角→递15号手术刀片→切开→递骨膜分离器→翻瓣→递安装球钻的直机→种植窝预备(同种植一期术中配合)→根据手术方案选择冲顶器械,逐级增加内提升直径→冲顶上颌窦底骨壁→传递骨替代品→植骨→逐级扩大种植窝→准备持钉器,确认种植体型号→种植体植入→准备覆盖螺丝、螺丝刀→封闭种植体→递缝针、缝线,剪刀→缝合→冲洗创口、压迫止血→及时吸唾

整理用物 ------ 器械清点无误后,按照WS 506—2016《口腔器械消毒灭菌技术操作规范》相应要求进行处置

记录 ------ 记录患者手术相关信息及高值耗材的相关资料,粘贴条形码于植入物登记本及患者病历上

交代注意事项

（三）手术后健康指导

1.术区纱布或棉球压迫止血30分钟后吐出。术后24小时内局部冷敷，以预防肿胀、出血。

2.保持口腔清洁，避免用力、鼓漱漱口，手术当天刷牙不触及伤口。告知患者唾液中带血丝属正常现象，若伤口渗血不止，应立即到医院就诊。

3.术后1～2天内避免用力擤鼻涕、打喷嚏、剧烈咳嗽以及做憋气动作，2周内避免乘坐飞机，避免剧烈运动和游泳。

4.抽烟患者术后需戒烟或减少抽烟，禁止喝酒。

5.一般创口术后7～10天拆线；如有植骨，则术后10～14天拆线。

6.术后3个月、6个月、1年复诊，如有不适随诊。

（四）注意事项

1.骨替代品使用前须核对规格、型号，使用专用器械夹取，避免接触手术台上的器械。

2.术中充分暴露术区，保证术野清晰；吸唾器勿放置在上颌窦黏膜区，避免因吸力导致上颌窦黏膜损伤。

3.植骨区避免冲洗、吸引。

4.术中防止小器械误吞、误吸，确保器械连接稳固，平稳传递，并做好患者治疗安全教育。

5.术中密切观察患者病情变化，必要时在心电监护下监测生命体征。内提升使用敲击物时应注意保护患者头部，避免冲击力过大而引起患者不适。

二、上颌窦侧壁开窗手术护理流程

（一）手术前评估与指导

1.确认患者身份，评估患者对手术的了解程度，向其讲解手术过程及配合要求。

2.评估患者一般情况、全身状况以及实验室检验结果，了解既往史、过敏史、进食情况、口腔状况。

3.评估患者术前准备是否完善，并测量生命体征。

4.评估患者配合度及心理状态，做好心理护理。

（二）护理流程

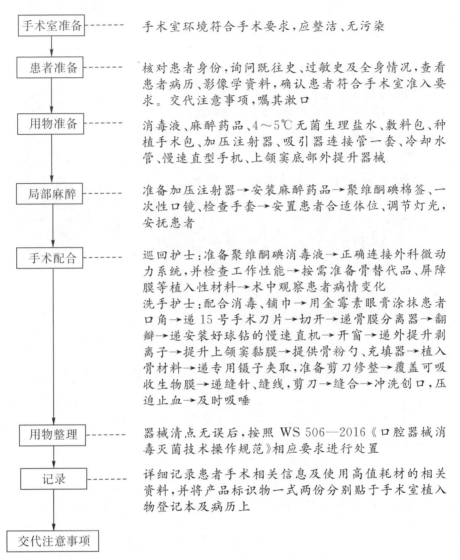

手术室准备	------	手术室环境符合手术要求,应整洁、无污染
患者准备	------	核对患者身份,询问既往史、过敏史及全身情况,查看患者病历、影像学资料,确认患者符合手术室准入要求。交代注意事项,嘱其漱口
用物准备	------	消毒液、麻醉药品、4～5℃无菌生理盐水、敷料包、种植手术包、加压注射器、吸引器连接管一套、冷却水管、慢速直型手机、上颌窦底部外提升器械
局部麻醉	------	准备加压注射器→安装麻醉药品→聚维酮碘棉签、一次性口镜、检查手套→安置患者合适体位、调节灯光,安抚患者
手术配合	------	巡回护士:准备聚维酮碘消毒液→正确连接外科微动力系统,并检查工作性能→按需准备骨替代品、屏障膜等植入性材料→术中观察患者病情变化 洗手护士:配合消毒、铺巾→用金霉素眼膏涂抹患者口角→递15号手术刀片→切开→递骨膜分离器→翻瓣→递安装好球钻的慢速直机→开窗→递外提升剥离子→提升上颌窦黏膜→提供骨粉勺、充填器→植入骨材料→递专用镊子夹取,准备剪刀修整→覆盖可吸收生物膜→递缝针、缝线,剪刀→缝合→冲洗创口,压迫止血→及时吸唾
用物整理	------	器械清点无误后,按照 WS 506—2016《口腔器械消毒灭菌技术操作规范》相应要求进行处置
记录	------	详细记录患者手术相关信息及使用高值耗材的相关资料,并将产品标识物一式两份分别贴于手术室植入物登记本及病历上
交代注意事项		

（三）手术后健康指导

1. 术区止血纱布或棉球压迫30分钟后吐出。

2. 手术当天刷牙不能触及伤口,避免用力、频繁漱口,告知患者当日唾液中略带血丝属正常现象,若伤口渗血不止,立即到医院检查止血。术后第1周餐后使用漱口水,保持口腔清洁卫生。

3. 麻醉药品作用消退后,方可进食。术后当日可进温凉软食或半流质饮食。避免用患侧咀嚼,不抽烟、不喝酒。术后注意休息,避免过度劳累、剧烈运动。

4.术后 24 小时内局部冷敷,以预防肿胀、出血。

5.术后 1~2 天内避免擤鼻涕、打喷嚏、剧烈咳嗽及憋气等动作,术后 2~4 周内不要游泳,以免造成感染。

6.术后 10~14 天拆线。

7.术后 6 个月、1 年复诊,如有不适随诊。

(四)注意事项

1.术中正确及时吸唾,保证术野清晰,避免影响医生操作。吸唾时注意保护口腔黏膜,植骨缝合前避免术区吸引、冲洗,防止植入区溢入唾液。

2.术中防止小器械误吞、误吸,确保器械连接稳固,平稳传递,并做好患者治疗安全教育。

3.术中密切观察患者病情变化,必要时在心电监护下监测生命体征。

4.操作时严格遵守无菌技术操作原则。

5.落实手术核查制度及手术器械清点制度。

三、Only 植骨手术护理流程

(一)手术前评估与指导

1.确认患者身份,评估患者对手术的了解程度,向其讲解手术过程及配合要求。

2.评估患者一般情况、口腔状况及全身状况,了解既往史、过敏史、进食情况。

3.评估患者术前准备是否完善,并测量生命体征。

4.评估患者配合度及心理状态,给予心理护理。

(二)护理流程

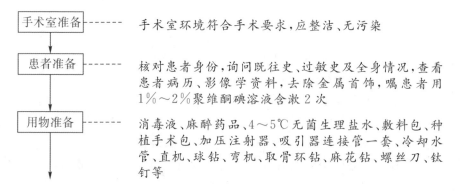

手术室准备 ------ 手术室环境符合手术要求,应整洁、无污染

患者准备 ------ 核对患者身份,询问既往史、过敏史及全身情况,查看患者病历、影像学资料,去除金属首饰,嘱患者用 1%~2%聚维酮碘溶液含漱 2 次

用物准备 ------ 消毒液、麻醉药品、4~5℃无菌生理盐水、敷料包、种植手术包、加压注射器、吸引器连接管一套、冷却水管、直机、球钻、弯机、取骨环钻、麻花钻、螺丝刀、钛钉等

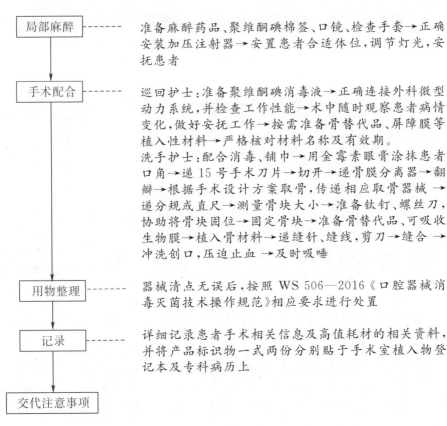

局部麻醉 ------ 准备麻醉药品、聚维酮碘棉签、口镜、检查手套→正确安装加压注射器→安置患者合适体位,调节灯光,安抚患者

手术配合 ------ 巡回护士:准备聚维酮碘消毒液→正确连接外科微型动力系统,并检查工作性能→术中随时观察患者病情变化,做好安抚工作→按需准备骨替代品、屏障膜等植入性材料→严格核对材料名称及有效期。
洗手护士:配合消毒、铺巾→用金霉素眼膏涂抹患者口角→递15号手术刀片→切开→递骨膜分离器→翻瓣→根据手术设计方案取骨,传递相应取骨器械→递分规或直尺→测量骨块大小→准备钛钉、螺丝刀,协助将骨块固位→固定骨块→准备骨替代品、可吸收生物膜→植入骨材料→递缝针、缝线、剪刀→缝合→冲洗创口,压迫止血→及时吸唾

用物整理 ------ 器械清点无误后,按照 WS 506—2016《口腔器械消毒灭菌技术操作规范》相应要求进行处置

记录 ------ 详细记录患者手术相关信息及高值耗材的相关资料,并将产品标识物一式两份分别贴于手术室植入物登记本及专科病历上

交代注意事项

（三）手术后健康指导

1. 术区止血纱布或棉球压迫30分钟后吐出。

2. 保持口腔清洁,手术当天刷牙不能触及伤口,避免用力、频繁漱口;告知患者当日唾液中略带血丝属正常现象,若伤口渗血不止,应立即到医院检查止血。

3. 麻醉药品作用消退后,方可进食,术后当日可进温凉软食或半流质饮食。不抽烟或减少抽烟,禁止喝酒。

4. 术后24小时内局部间断冷敷,以预防肿胀、出血。

5. 术后10～14天拆线。

6. 术后6个月、1年复诊,不适随诊。

（四）注意事项

1. 术中正确及时吸唾,充分暴露术区,保证术野清晰,避免影响医生操作。

2. 吸唾时注意保护口腔黏膜,植骨缝合前避免术区吸引、冲洗。

3. 切取的骨块使用生理盐水保湿并妥善保存,避免污染。

4.术中器械连接稳固,平稳传递,防止小器械误吞、误吸。

5.术中密切观察患者反应,必要时在心电监护下监测生命体征。

6.操作时严格遵守无菌技术操作原则。

第三节　无菌操作技术

一、操作前评估

1.评估环境符合操作要求。

2.物品符合无菌要求。

3.执行外科手消毒正确。

二、穿无菌手术衣

（一）用物准备

无菌手术衣、持物钳。

（二）操作流程

外科手消毒→手提衣领,抖开全衣→双手伸入衣袖中,两臂向前平行伸展→巡回护士在穿衣者背后抓住衣领内面,协助将衣服后拉,并系好领口的系带及左叶与右侧腋下的一对系带→戴无菌手套→双手交叉后递腰侧系给巡回护士,使手术衣右叶遮盖左叶打结。

（三）注意事项

1.选择空间相对较大的地方穿无菌手术衣,避免碰触周围物品而污染无菌手术衣。

2.无菌手术衣的无菌范围为肩以下,腰以上,两侧腋前线之间,如有破损、污染需更换。

三、戴无菌手套

（一）用物准备

无菌手套、指甲钳、洗手液、干手纸（或无菌毛巾）、外科手消毒液。

（二）操作流程

剪短指甲、挫平甲缘→外科手消毒→选择合适尺寸的无菌手套→打开手套外包装→一手掀起纸袋开口处,另一手捏住手套反折部分（手套内面）向前向上取出手套→戴着无菌手套的手指插入另一只手套的反折内面（手套外面）→同法戴另一手套→检查手套有无破损,保持无菌。

（三）注意事项

1.戴无菌手套后双手应位于胸前区或插入无菌手术衣前侧袋内,以避免污染。

2.戴无菌手套时未带手套的手不可触及手套的外面,戴手套的手不可触及未带手套的手。

四、铺无菌器械台

（一）用物准备

无菌包、无菌持物钳、需使用的无菌物品等。

（二）操作流程

打开无菌包外层包布（先打开对侧,再近侧）→用无菌持物钳打开内层包布→检查包内灭菌化学指示物,判断合格后→打开近侧包布→术中所需的器械与物品放入无菌器械台→执行外科手消毒→穿无菌手术衣、戴无菌手套→整理器械台。

（三）注意事项

1.严格无菌操作。

2.无菌器械台物品放置合理,手术器械、物品不可超出台缘,无菌区保持整洁干燥。

3.打开无菌包前仔细检查、核对无菌包名称、失效期、有无潮湿或破损等;选择较为宽敞的区域铺置无菌器械台。

4.无菌器械台棉布类包布 4～6 层,无纺布 2 层,四周无菌单垂于台缘下30cm 以上。

第四节　种植手术器械的处理流程

一、种植手术用器械

1.种植外科动力系统:包括种植机、种植手机、钻头、超声骨刀等。

2.种植专用器械（种植工具盒）:各类系统的种植体配套有相应的种植工具盒,包括球钻、先锋钻、成形钻、攻丝钻、深度指示杆、螺丝刀、棘轮扳手、延长杆。

3.通用外科器械:包括吸引器、牵引器、手术刀柄、骨膜剥离器、线剪、组织剪、止血钳、咬骨钳、持针器等。

4.种植骨增量手术器械：引导骨再生器械、骨劈开器械、上颌窦提升器械等。

二、预处理

1.手术时使用生理盐水巾擦拭带血器械，使用后保湿放置。

2.种植手机、超声骨刀等动力工具初步去污，干燥放置。

三、处理流程

1.种植手机

(1)手工清洗保养：干燥密闭回收→分类清点→流动水冲洗→可拆卸手机根据说明书拆开→小毛刷酶液下刷洗→漂洗→终末漂洗→组装→水枪冲洗内部→气枪干燥→干燥柜干燥→清洗质量检查→手工注油→包装→灭菌→监测合格放行。

(2)机械清洗保养：回收→分类清点→流动水冲洗→插入手机清洗专用架→选择正确程序→清洗消毒→气枪干燥→干燥柜干燥→清洗质量检查→插入自动注油机上油保养→包装→灭菌→监测合格放行。

2.种植工具盒

(1)机器清洗加超声清洗：回收→清点数量→中空器械使用专用通条流动水下冲洗→超声清洗→全自动清洗机选择正确程序清洗、消毒、干燥→质量、性能检查→按位置插入盒中→包装→灭菌→监测合格放行。

(2)手工加超声清洗：回收→清点数量→中空器械使用专用通条流动水下冲洗→超声清洗→小毛刷酶液下刷洗→漂洗→干燥柜干燥→水溶性器械油养护→包装→灭菌→监测合格放行。

3.通用外科器械及骨增量手术器械

回收→分类清点→酶液下刷洗→放入自动清洗消毒机→选择正确程序清洗、消毒、干燥→质量、性能检查→包装→灭菌→监测合格放行。

四、注意事项

1.刷洗操作应在水面下进行，防止产生气溶胶。

2.手工清洗时，可拆卸的种植手机应拆开清洗，注意零部件完整，避免遗失，种植工具插入工具盒时位置应正确。

3.超声清洗水温≤45℃，匹配专用网篮，浸没水面下，锐利器械防碰撞；清洗时加盖，防止产生气溶胶。

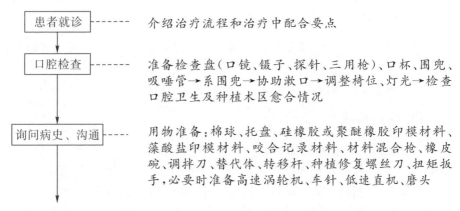

第七章

种植义齿修复的护理

第一节　种植义齿修复印模制取护理流程

不同系统种植体骨性结合所需的时间不同。一般情况下,Ⅱ类和Ⅲ类骨密度时,上颌种植体3个月、下颌种植体2个月时取模;大量植骨术后需等待6个月以上再取模;Ⅱ期手术2～4周后待种植体周围软组织稳定后取模。

一、治疗前评估与指导

1.评估患者的既往史、全身情况、对治疗的了解程度及心理状态,做好心理护理。

2.评估患者缺牙的部位、种植系统、修复方法及外科手术时间。

3.评估患者对种植修复类型、修复步骤的认知情况,解释种植修复印模制取的目的与方法,指导取模时正确的呼吸方式。

二、护理流程

```
┌──────────┐
│ 患者就诊 │------- 介绍治疗流程和治疗中配合要点
└──────────┘
     │
     ▼
┌──────────┐
│ 口腔检查 │------- 准备检查盘(口镜、镊子、探针、三用枪)、口杯、围兜、
└──────────┘        吸唾管→系围兜→协助漱口→调整椅位、灯光→检查
                    口腔卫生及种植术区愈合情况
     │
     ▼
┌──────────────────┐
│ 询问病史、沟通 │----- 用物准备:棉球、托盘、硅橡胶或聚醚橡胶印模材料、
└──────────────────┘      藻酸盐印模材料、咬合记录材料、材料混合枪、橡皮
     │                    碗、调拌刀、替代体、转移杆、种植修复螺丝刀、扭矩扳
     │                    手,必要时准备高速涡轮机、车针、低速直机、磨头
     ▼
```

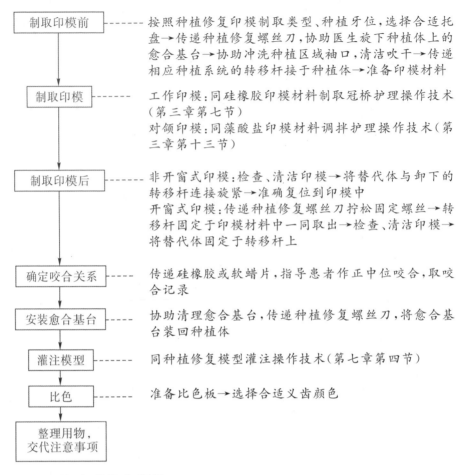

制取印模前	按照种植修复印模制取类型、种植牙位,选择合适托盘→传递种植修复螺丝刀,协助医生旋下种植体上的愈合基台→协助冲洗种植区域袖口,清洁吹干→传递相应种植系统的转移杆接于种植体→准备印模材料
制取印模	工作印模:同硅橡胶印模材料制取冠桥护理操作技术(第三章第七节) 对颌印模:同藻酸盐印模材料调拌护理操作技术(第三章第十三节)
制取印模后	非开窗式印模:检查、清洁印模→将替代体与卸下的转移杆连接旋紧→准确复位到印模中 开窗式印模:传递种植修复螺丝刀拧松固定螺丝→转移杆固定于印模材料中一同取出→检查、清洁印模→将替代体固定于转移杆上
确定咬合关系	传递硅橡胶或软蜡片,指导患者作正中位咬合,取咬合记录
安装愈合基台	协助清理愈合基台,传递种植修复螺丝刀,将愈合基台装回种植体
灌注模型	同种植修复模型灌注操作技术(第七章第四节)
比色	准备比色板→选择合适义齿颜色
整理用物,交代注意事项	

三、治疗后健康指导

1. 保持口腔卫生,养成良好的口腔卫生习惯,指导患者正确清理愈合基台顶部的方法。

2. 嘱患者戒烟或减少吸烟。

四、注意事项

1. 根据种植体系统及型号,准备对应的转移杆、种植体替代体,使用前进行检查,保证转移杆和种植体替代体完整无损坏,并由医生再次核对无误后使用。

2. 按印模材料使用说明书取料、混合,注意事项同第三章第七节。

3. 开窗式印模制取时,应协助医生按压开窗处印模材料,确保转移杆外露。

4. 安装替代体之前应先清洁印模,避免软组织或印模碎片夹入替代体与转移杆之间。

第二节　上部结构戴入的护理流程

　　上部结构制作完成后,进行口内试戴,调节邻接点、面,使修复体通过基台与种植体连接,并通过粘接固位或螺丝固位方式得以固定、支持。粘接固位用于基台高度达到 4mm 及以上或开口度小、难以实施螺丝固位的患者;螺丝固位用于临床牙冠偏短或失牙区对颌牙伸长或牙龈厚度过厚,牙合间间隙小,基台高度小于 4mm 的患者。

一、治疗前评估与指导

　　1.评估患者的既往史、全身状况及心理状态。

　　2.评估患者对治疗步骤的了解程度,向其讲解种植修复体戴入过程及注意事项,消除紧张心理。

　　3.评估种植修复体是否符合要求,检查其完整性。

二、护理流程

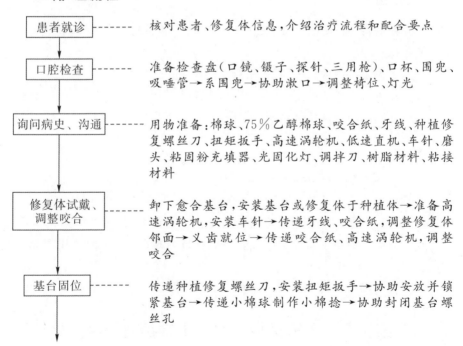

| 患者就诊 | ------ | 核对患者、修复体信息,介绍治疗流程和配合要点 |

口腔检查 ------ 准备检查盘(口镜、镊子、探针、三用枪)、口杯、围兜、吸唾管→系围兜→协助漱口→调整椅位、灯光

询问病史、沟通 ------ 用物准备:棉球、75%乙醇棉球、咬合纸、牙线、种植修复螺丝刀、扭矩扳手、高速涡轮机、低速直机、车针、磨头、粘固粉充填器、光固化灯、调拌刀、树脂材料、粘接材料

修复体试戴、调整咬合 ------ 卸下愈合基台,安装基台或修复体于种植体→准备高速涡轮机,安装车针→传递牙线、咬合纸,调整修复体邻面→义齿就位→传递咬合纸、高速涡轮机,调整咬合

基台固位 ------ 传递种植修复螺丝刀,安装扭矩扳手→协助安放并锁紧基台→传递小棉球制作小棉捻→协助封闭基台螺丝孔

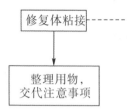

修复体粘接 ------ 传递隔湿棉卷→传递三用枪→调拌粘接剂→涂布牙冠内四壁→待粘接剂完全硬固,传递牙线、探针,清除多余粘接剂→传递咬合纸再次检查咬合

整理用物,交代注意事项

三、治疗后健康指导

1. 种植修复体粘接 2 小时后方可进食,24 小时内避免患侧咀嚼。次日可行常规饮食,避免食用过硬、过韧食物,避免偏侧咀嚼,防止种植修复体受力过大。

2. 养成良好的口腔卫生习惯,应按时进行有效的口腔清洁,早晚各 3 分钟进行正确的刷牙,并使用辅助清洁工具如牙线、牙间隙刷、冲牙器等彻底清洁。

3. 遵医嘱定期复查,如发现种植牙松动、食物嵌塞、牙龈发红等现象应及时就诊。

四、注意事项

1. 操作前将器械组装完成,确保连接稳固后,再平稳传递,不可在患者头面部传递器械。

2. 为避免小器械误吞,可将种植修复螺丝刀拴上安全绳。

3. 注意观察患者的反应,及时询问有无不适情况。

4. 调拌粘接剂应遵循材料使用说明,粘接剂稀稠度合适,不宜太稀或太稠,太稀会使粘接强度降低,且容易溢至龈下难以去除;太稠将导致牙冠不能完全就位。

5. 牙冠内壁粘接剂应均匀涂抹一薄层,不可过多,以免影响牙冠就位。

6. 粘接过程应保持基台和牙冠干燥,棉卷隔湿,及时吸唾;吸唾时注意吸唾管的放置部位合适,不影响医生操作,同时避免接触咽部敏感部位。

7. 如为螺丝固位修复体,需准备小棉球覆盖螺丝孔,颌面孔用树脂材料封闭。

8. 多颗牙冠粘接时,应遵医嘱按序传递工具。

第三节　种植义齿专业卫生维护的护理流程

种植义齿的卫生维护内容主要包括义齿本身和义齿周围软组织的卫生保持。专业的卫生维护主要依赖定期洁牙,洁牙是清除种植义齿表面菌斑、牙石的最有效方法。

一、治疗前评估与指导

1.评估患者种植义齿修复后的口腔卫生情况,种植义齿自我维护的依从性与正确性。

2.评估患者对种植义齿维护目的的了解情况。

3.向患者介绍专业维护的必要性和相关知识要求。

二、护理流程

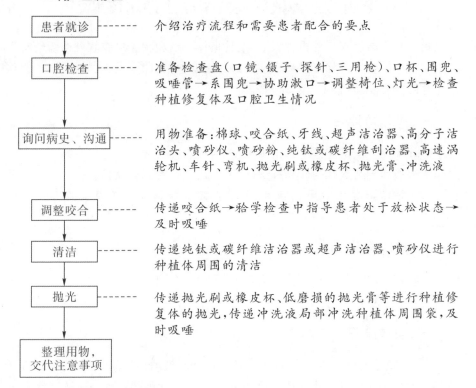

患者就诊 ------ 介绍治疗流程和需要患者配合的要点

口腔检查 ------ 准备检查盘(口镜、镊子、探针、三用枪)、口杯、围兜、吸唾管→系围兜→协助漱口→调整椅位、灯光→检查种植修复体及口腔卫生情况

询问病史、沟通 ------ 用物准备:棉球、咬合纸、牙线、超声洁治器、高分子洁治头、喷砂仪、喷砂粉、纯钛或碳纤维刮治器、高速涡轮机、车针、弯机、抛光刷或橡皮杯、抛光膏、冲洗液

调整咬合 ------ 传递咬合纸→咬合检查中指导患者处于放松状态→及时吸唾

清洁 ------ 传递纯钛或碳纤维洁治器或超声洁治器、喷砂仪进行种植体周围的清洁

抛光 ------ 传递抛光刷或橡皮杯、低磨损的抛光膏等进行种植修复体的抛光,传递冲洗液局部冲洗种植体周围袋,及时吸唾

整理用物,交代注意事项

三、治疗后健康指导

1.种植修复完成后应定期复查,如有异常及时来院就诊。

2.避免咀嚼过硬的食物,防止种植义齿受力过大而影响其使用寿命。

3.保持良好的口腔卫生习惯,进行有效的口腔清洁,特别是种植体周围龈缘处的清洁。教会患者正确的刷牙方式和辅助清洁工具的使用方法,如牙线、牙间隙刷、冲牙器等。

4.戒烟或减少抽烟,为种植体的健康提供良好的口腔环境。

四、注意事项

1. 治疗中及时吸唾，动作轻柔，方法正确，勿损伤口底黏膜，保证术野清晰。

2. 调整咬合的过程中，指导患者保持放松状态，避免过度紧张导致咬合错位，影响义齿的调改。

3. 喷砂过程中注意防护患者面部，及时吸净粉雾，如有喷溅及时清理患者面部。

第四节　种植修复模型灌注操作技术

模型是指能够在口外再现天然牙、种植体基台和相关口腔软硬组织轮廓形态的阳模。种植义齿修复模型灌注的过程主要包括：印模检查、印模消毒、制作人工牙龈、灌注石膏模型、模型修整。

一、操作前评估

1. 评估制取后的印模是否清晰完整、与托盘有无分离。

2. 检查印模替代体与转移杆衔接是否紧密、是否完全就位。

3. 评估印模灌注的重点和难点，是否需要修整邻间隙及去除非工作区倒凹。

二、用物准备

橡皮碗、调拌刀、量杯、勺子、人工牙龈材料、分离剂、超硬石膏、人工牙龈材料混配枪、石膏剪

三、操作流程

洗手、戴手套→核对材料名称及有效期→印模消毒后用流动水冲洗，擦干印模→印模工作区和替代体周围涂布分离剂→待分离剂干燥→将人工牙龈材料用混配枪注射到替代体颈缘周围→修整人工牙龈，待人工牙龈硬固→根据材料说明书按比例取适量水和超硬石膏→调拌→灌注石膏模型→将印模放于玻璃板上→整理用物，洗手→待石膏硬固→顺牙长轴方向将印模与模型分离→检查模型质量，查看模型是否完整、清晰→做好标记、修整模型。

四、注意事项

1. 选择的种植体替代体型号正确，无磨损、无变形，内部结构完好。

2. 分离剂需专用,涂布均匀。

3. 人工牙龈材料注射于种植体替代体周围,注射高度应高出替代体与转移杆接缝处 2mm 左右。注射范围近远中向以邻牙为界,距离邻牙 1mm,避免注射至邻牙区印模内;唇舌向覆盖牙槽嵴顶区,在边缘形成一定的厚度。

4. 人工牙龈材料注射完成待其初步凝固后,用尖刀片修整边缘,在唇舌向边缘形成 45°斜面,增加人工牙龈的稳定性;切削近远中面,形成上窄下宽的外形,以利于人工牙龈的取戴。

5. 严格控制水粉比例,调拌时按同一方向调拌均匀,一次性完成。

6. 石膏模型灌注材料的高度需高于种植体替代体底部 1～2mm。模型的远中部分石膏应具有一定厚度,以避免形成薄弱边缘。

7. 开窗式印模需待石膏硬固后,先使用专用螺丝刀将转移杆的长螺丝旋松,再分离印模与模型。

第八章

口腔颌面外科治疗的护理

第一节　阻生牙拔除术护理流程

阻生牙是指由于邻牙、骨或软组织的阻碍而只能部分萌出或完全不能萌出，且以后也不能萌出的牙。常见的阻生牙为上、下颌第三磨牙。

一、手术前评估与指导

1.评估患者全身情况，是否有冠心病、高血压、糖尿病、肝病等，是否使用抗凝药物；询问是否有药物过敏史，女性患者是否在月经期。

2.评估患者的口腔情况，是否有颞下颌关节病史。

3.评估患者的认知及心理状态，做好术前解释工作及心理护理。

4.指导患者术中配合要求，告知可能的不适及配合要求。

二、护理流程

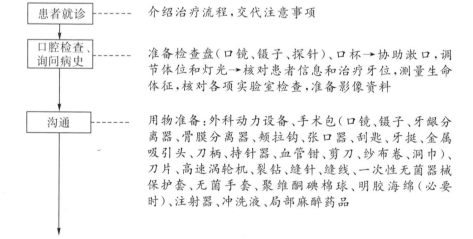

患者就诊------介绍治疗流程，交代注意事项

口腔检查、询问病史------准备检查盘(口镜、镊子、探针)、口杯→协助漱口，调节体位和灯光→核对患者信息和治疗牙位，测量生命体征，核对各项实验室检查，准备影像资料

沟通------用物准备：外科动力设备、手术包(口镜、镊子、牙龈分离器、骨膜分离器、颊拉钩、张口器、刮匙、牙挺、金属吸引头、刀柄、持针器、血管钳、剪刀、纱布卷、洞巾)、刀片、高速涡轮机、裂钻、缝针、缝线、一次性无菌器械保护套、无菌手套、聚维酮碘棉球、明胶海绵(必要时)、注射器、冲洗液、局部麻醉药品

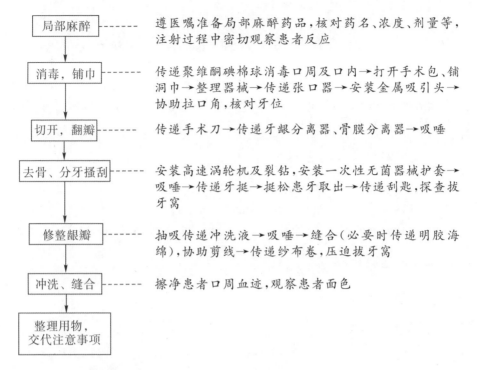

局部麻醉 ------ 遵医嘱准备局部麻醉药品,核对药名、浓度、剂量等,注射过程中密切观察患者反应

消毒,铺巾 ------ 传递聚维酮碘棉球消毒口周及口内→打开手术包、铺洞巾→整理器械→传递张口器→安装金属吸引头→协助拉口角,核对牙位

切开,翻瓣 ------ 传递手术刀→传递牙龈分离器、骨膜分离器→吸唾

去骨、分牙搔刮 ------ 安装高速涡轮机及裂钻,安装一次性无菌器械护套→吸唾→传递牙挺→挺松患牙取出→传递刮匙,探查拔牙窝

修整龈瓣 ------ 抽吸传递冲洗液→吸唾→缝合(必要时传递明胶海绵),协助剪线→传递纱布卷,压迫拔牙窝

冲洗、缝合 ------ 擦净患者口周血迹,观察患者面色

整理用物,交代注意事项

三、手术后健康指导

1.嘱患者拔牙后紧咬纱布卷30分钟以压迫止血,观察30分钟无不适主诉后方可离开。

2.术后减少说话,勿吸吮及舔舐伤口,当日不要鼓漱漱口和术区刷牙,以免引起血凝块脱落而导致出血。

3.拔牙后2～3小时,待局部麻醉药品作用消退后方可进食温凉软食,避免患侧咀嚼。

4.当日唾液中略带血丝,属正常现象。若出现伤口渗血不止、肿胀、疼痛、发热等情况,应及时就诊。

5.伤口有缝线者,告知5～7天拆线。

四、注意事项

1.术中严格无菌操作,避免感染及交叉感染。

2.术中注意密切观察病情变化,并注意观察患者的神志、口唇、呼吸、脉搏、肢端温度等,适时询问听取患者主诉,如有异常及时通知医生处理。有心血管疾病的患者应在心电监护下拔牙。

3.术中及时吸唾,保持手术术野清晰,吸唾时注意保护口腔黏膜。

第二节　根尖囊肿刮除术护理流程

根尖囊肿是由于根尖肉芽肿、慢性炎症的刺激,引起牙周内的上皮残余增生,增生组织发生变性与液化,周围组织液不断渗出,逐渐形成囊肿。根尖囊肿应采用外科手术治疗,传统的手术方式为囊肿刮除。

一、手术前评估与指导

1.评估患者的一般情况、现病史、既往史、过敏史,排除手术禁忌证。

2.评估患者的认知及心理状态,做好术前心理护理。

3.评估囊肿的大小、位置及拟行术式,指导患者术中配合。

二、护理流程

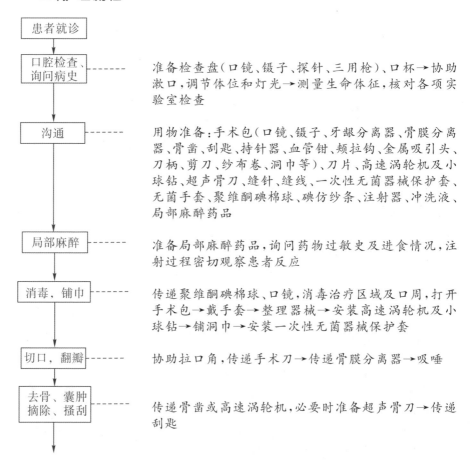

患者就诊

口腔检查、询问病史 ------ 准备检查盘(口镜、镊子、探针、三用枪)、口杯→协助漱口,调节体位和灯光→测量生命体征,核对各项实验室检查

沟通 ------ 用物准备:手术包(口镜、镊子、牙龈分离器、骨膜分离器、骨凿、刮匙、持针器、血管钳、颊拉钩、金属吸引头、刀柄、剪刀、纱布卷、洞巾等)、刀片、高速涡轮机及小球钻、超声骨刀、缝针、缝线、一次性无菌器械保护套、无菌手套、聚维酮碘棉球、碘仿纱条、注射器、冲洗液、局部麻醉药品

局部麻醉 ------ 准备局部麻醉药品,询问药物过敏史及进食情况,注射过程密切观察患者反应

消毒,铺巾 ------ 传递聚维酮碘棉球、口镜,消毒治疗区域及口周,打开手术包→戴手套→整理器械→安装高速涡轮机及小球钻→铺洞巾→安装一次性无菌器械保护套

切口,翻瓣 ------ 协助拉口角,传递手术刀→传递骨膜分离器→吸唾

去骨、囊肿摘除、搔刮 ------ 传递骨凿或高速涡轮机,必要时准备超声骨刀→传递刮匙

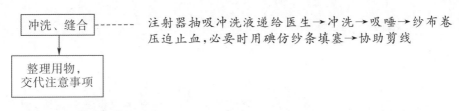

冲洗、缝合 ------ 注射器抽吸冲洗液递给医生→冲洗→吸唾→纱布卷压迫止血，必要时用碘仿纱条填塞→协助剪线

整理用物，交代注意事项

三、手术后健康指导

1.术后 24 小时内唾液中略带血丝，属正常现象；若伤口渗血不止，应立即复诊。

2.当日勿刷牙漱口，不吸吮、舔舐伤口。手术当日饮食以温凉流质为宜，避免进食过热、过硬食物，避免患侧咀嚼。

3.保持口腔清洁，术后 1 周内避免吸烟、饮酒。

4.术后如疼痛明显，可按医嘱服用镇痛药物。

四、注意事项

1.术中严格无菌操作，避免感染及交叉感染。

2.术中及时吸唾，保持手术术野清晰。吸唾时注意保护口腔黏膜，如有置入生物性材料，置入时停止吸唾，做好术区隔湿。

3.术中注意密切观患者的神志、口唇、呼吸、脉搏、出汗情况等，适时询问并听取患者主诉。有心血管疾病的患者应在心电监护下手术。

4.超声骨刀使用前需检查管路性能是否完好，使用后及时用灭菌注射用水冲洗管路，防止结晶。

第三节　口腔小肿物切除术护理流程

一、手术前评估与指导

1.评估患者的一般情况、现病史、既往史、过敏史，排除手术禁忌证。

2.评估患者的认知及心理状态，做好术前心理护理，并协助签署手术知情同意书。

3.评估肿物大小、性质、位置及拟行术式，指导患者术中配合，告知其如出现不适可举左手示意。

二、护理流程

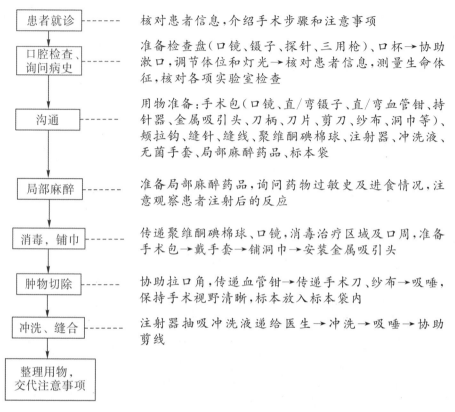

患者就诊 ------ 核对患者信息,介绍手术步骤和注意事项

口腔检查、询问病史 ------ 准备检查盘(口镜、镊子、探针、三用枪)、口杯→协助漱口,调节体位和灯光→核对患者信息,测量生命体征,核对各项实验室检查

沟通 ------ 用物准备:手术包(口镜、直/弯镊子、直/弯血管钳、持针器、金属吸引头、刀柄、刀片、剪刀、纱布、洞巾等)、颊拉钩、缝针、缝线、聚维酮碘棉球、注射器、冲洗液、无菌手套、局部麻醉药品、标本袋

局部麻醉 ------ 准备局部麻醉药品,询问药物过敏史及进食情况,注意观察患者注射后的反应

消毒,铺巾 ------ 传递聚维酮碘棉球、口镜,消毒治疗区域及口周,准备手术包→戴手套→铺洞巾→安装金属吸引头

肿物切除 ------ 协助拉口角,传递血管钳→传递手术刀、纱布→吸唾,保持手术视野清晰,标本放入标本袋内

冲洗、缝合 ------ 注射器抽吸冲洗液递给医生→冲洗→吸唾→协助剪线

整理用物,交代注意事项

三、手术后健康指导

1. 术后可能会有疼痛,可遵医嘱服用镇痛药减轻疼痛。

2. 术后24小时内唾液中略带血丝,属正常现象;若伤口渗血不止,应立即复诊。

3. 保持口腔清洁,进食后及时含漱以清洁口腔。

4. 避免碰触术区,不要吸吮伤口;进食食物以温凉流质为宜,不可进过热、过硬食物。

四、注意事项

1. 术中严格无菌操作,避免感染及交叉感染。

2. 术中注意密切观察患者的意识、血压、呼吸、脉搏、出汗等情况,有心血管疾病的患者应在心电监护下手术。

3. 术中妥善保管标本,术后及时送检,标本袋注明患者姓名、门诊号。

第四节　口腔颌面部间隙感染脓肿切开引流术护理流程

颌面部间隙感染是指发生于颌周、口咽区以及颜面部的化脓性炎症。颌面部间隙感染均为继发性,以需氧菌和厌氧菌引起的混合感染为主。间隙感染常表现为急性炎症过程,表现为局部红、肿、热、痛和功能障碍,引流区淋巴结肿痛等。间隙感染病程发展迅速,可出现高热、畏寒、头痛、全身不适等全身症状。口腔颌面部间隙感染的治疗分为全身治疗和局部治疗,全身治疗包括全身支持治疗和抗菌药物的合理使用,局部治疗以脓肿形成后的切开引流为主。

一、手术前评估与指导

1. 评估患者的一般情况、现病史、既往史、外伤史及过敏史。
2. 评估患者全身情况,了解是否有糖尿病、高血压、心脏病等。
3. 评估间隙感染范围、部位,是否有造成呼吸道阻塞的可能。
4. 评估拟行术式,告知患者感染会影响局部麻醉药品效果,操作过程可能会有痛感,指导患者术中配合。

二、护理流程

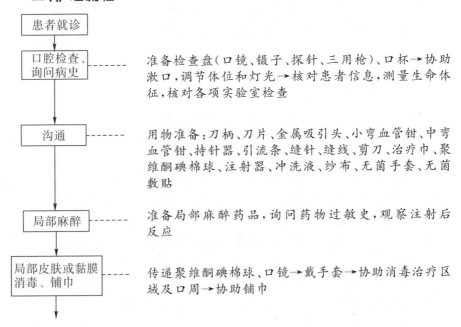

```
┌──────────┐
│ 患者就诊 │
└────┬─────┘
┌──────────┐
│ 口腔检查、│------  准备检查盘(口镜、镊子、探针、三用枪)、口杯→协助
│ 询问病史 │        漱口,调节体位和灯光→核对患者信息,测量生命体
└────┬─────┘        征,核对各项实验室检查

┌──────────┐
│   沟通   │------  用物准备:刀柄、刀片、金属吸引头、小弯血管钳、中弯
└────┬─────┘        血管钳、持针器、引流条、缝针、缝线、剪刀、治疗巾、聚
                    维酮碘棉球、注射器、冲洗液、纱布、无菌手套、无菌
                    敷贴

┌──────────┐
│ 局部麻醉 │------  准备局部麻醉药品,询问药物过敏史,观察注射后
└────┬─────┘        反应

┌──────────────┐
│ 局部皮肤或黏膜 │------  传递聚维酮碘棉球、口镜→戴手套→协助消毒治疗区
│ 消毒、铺巾     │        域及口周→协助铺巾
└────┬─────────┘
     ↓
```

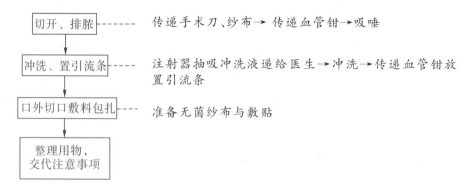

切开、排脓 ------ 传递手术刀、纱布 → 传递血管钳 → 吸唾

冲洗、置引流条 ------ 注射器抽吸冲洗液递给医生 → 冲洗 → 传递血管钳放置引流条

口外切口敷料包扎 ------ 准备无菌纱布与敷贴

整理用物，交代注意事项

三、手术后健康指导

1.若有口外皮肤切口，可能会留下疤痕，需做好解释工作，以消除患者顾虑。

2.伤口会有血性液体渗出，嘱患者勿自行取出引流条。

3.告知患者休息时保持头高位，以利于引流。

4.介绍口腔颌面部解剖特点，使其认识口腔颌面部感染的严重危害，勿自行挤压感染部位，以免炎症扩散。

5.嘱患者进食高热量、高蛋白、高维生素的流质或半流质食物，少量多餐。

6.告知患者口腔护理的重要性，指导其正确使用漱口水，保持口腔清洁。

7.遵医嘱用药，次日复诊换药，如有不适及时就诊。

四、注意事项

1.严格遵循无菌操作原则，避免感染及交叉感染。

2.密切观察病情，局部麻醉药品注射后应注意观察有无不良反应，如晕厥、药物过敏、胸闷、心悸等，如有不适及时处理。有心血管疾病的患者应在心电监护下手术。

3.术后密切观察患者全身情况及生命体征的变化，观察有无舌体抬高、咽后壁及咽侧壁肿胀、喉头水肿等症状，以便早期发现呼吸道梗阻。

第五节　牙槽突修整术护理流程

牙槽突修整术的目的是矫正牙槽突各种妨碍义齿戴入和就位的畸形；去除牙槽突区突出的尖或嵴，防止引起局部疼痛；去除突出的骨结节或倒凹；矫正上颌前牙牙槽突的前突。手术应在拔牙后2~3个月、拔牙创面基本愈合、牙槽突改建趋于稳定时进行。对拔牙时即发现有明显骨突者，应在拔牙的同时进行修整。

一、手术前评估与指导

1.评估患者的一般情况、现病史、既往史、过敏史,排除手术禁忌证。

2.评估患者的认知及心理状态,告知手术目的、方法、步骤、治疗时长等,做好心理护理。

3.指导患者术中配合,告知其如出现不适可举左手示意,不可随意转动头部。

二、护理流程

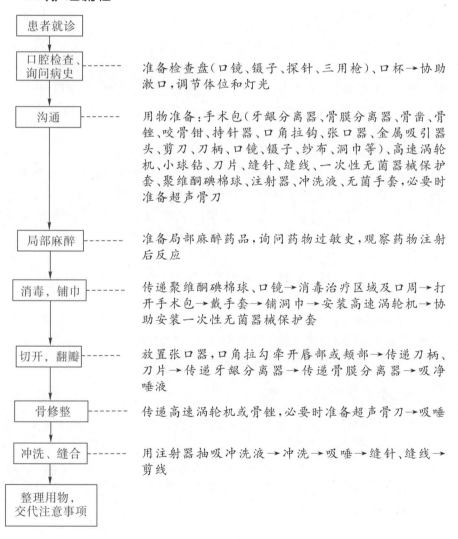

患者就诊

口腔检查、询问病史 ------ 准备检查盘(口镜、镊子、探针、三用枪)、口杯→协助漱口,调节体位和灯光

沟通 ------ 用物准备:手术包(牙龈分离器、骨膜分离器、骨凿、骨锉、咬骨钳、持针器、口角拉钩、张口器、金属吸引器头、剪刀、刀柄、口镜、镊子、纱布、洞巾等)、高速涡轮机、小球钻、刀片、缝针、缝线、一次性无菌器械保护套、聚维酮碘棉球、注射器、冲洗液、无菌手套,必要时准备超声骨刀

局部麻醉 ------ 准备局部麻醉药品,询问药物过敏史,观察药物注射后反应

消毒,铺巾 ------ 传递聚维酮碘棉球、口镜→消毒治疗区域及口周→打开手术包→戴手套→铺洞巾→安装高速涡轮机→协助安装一次性无菌器械保护套

切开,翻瓣 ------ 放置张口器,口角拉勾牵开唇部或颊部→传递刀柄、刀片→传递牙龈分离器→传递骨膜分离器→吸净唾液

骨修整 ------ 传递高速涡轮机或骨锉,必要时准备超声骨刀→吸唾

冲洗、缝合 ------ 用注射器抽吸冲洗液→冲洗→吸唾→缝针、缝线→剪线

整理用物,交代注意事项

三、手术后健康指导

1. 术后可能会有疼痛，可遵医嘱服用镇痛药以减轻疼痛。

2. 术后 24 小时内可局部间断冷敷，以减轻肿胀。唾液中略带血丝，属正常现象，若伤口渗血不止，应立即复诊。

3. 保持口腔清洁，术后当日不刷牙，可含漱；不吸吮、舔舐伤口；饮食以温凉流质为宜，不可进过热、过硬食物，保持口腔卫生。

4. 术后 7 天拆线，如需义齿修复，应在术后 2～3 个月进行。

四、注意事项

1. 严格遵循无菌操作原则，严格执行护理操作流程。

2. 密切观察病情，局部麻醉药品注射后应注意观察患者有无不良反应，如晕厥、药物过敏、胸闷、心悸等；术中密切观察患者脉搏、呼吸、口唇颜色、皮肤温度等情况，及时询问和了解患者感受，如有不适及时处理。有心血管疾病患者应在心电监护下手术。

3. 术中及时吸唾，保持术野清晰，吸唾时注意保护口腔黏膜。

4. 术中如使用骨锉，锤击前应告知患者可能出现的震动感。如为下颌牙槽突手术，锤击去骨时，护士应托护下颌角，保护颞下颌关节。

5. 超声骨刀使用前需检查管路性能是否完好，使用后及时用灭菌注射用水冲洗管路，防止结晶。

第六节 口腔颌面部损伤患者急诊手术护理流程

口腔颌面部血液循环丰富，上接颅脑，下连颈部，是呼吸道和消化道起端。因此，颌面部损伤的患者可能出现各种严重并发症，在救治患者时，应迅速对伤情做出判断，及时有效地进行急救处理，提高治愈率。

一、手术前评估与指导

1. 评估患者生命体征、意识、瞳孔、肢体活动度等，评估实验室检查结果。了解患者的一般情况、全身状况、过敏史、既往史及进食情况等。

2. 评估患者的创伤部位、创面大小和出血量，是否有组织移位和呼吸道吸入物，了解手术麻醉方式，行全麻手术者询问进食情况并通知禁食、禁饮。

3. 评估患者的心理状态，给予心理护理。

二、护理流程

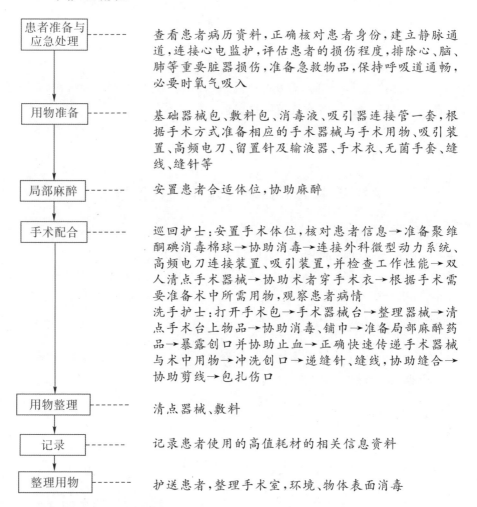

| 患者准备与应急处理 | ------ | 查看患者病历资料,正确核对患者身份,建立静脉通道,连接心电监护,评估患者的损伤程度,排除心、脑、肺等重要脏器损伤,准备急救物品,保持呼吸道通畅,必要时氧气吸入 |

用物准备 ------ 基础器械包、敷料包、消毒液、吸引器连接管一套,根据手术方式准备相应的手术器械与手术用物、吸引装置、高频电刀、留置针及输液器、手术衣、无菌手套、缝线、缝针等

局部麻醉 ------ 安置患者合适体位,协助麻醉

手术配合 ------ 巡回护士:安置手术体位,核对患者信息→准备聚维酮碘消毒棉球→协助消毒→连接外科微型动力系统、高频电刀连接装置,吸引装置,并检查工作性能→双人清点手术器械→协助术者穿手术衣→根据手术需要准备术中所需用物,观察患者病情

洗手护士:打开手术包→手术器械台→整理器械→清点手术台上物品→协助消毒、铺巾→准备局部麻醉药品→暴露创口并协助止血→正确快速传递手术器械与术中用物→冲洗创口→递缝针、缝线,协助缝合→协助剪线→包扎伤口

用物整理 ------ 清点器械、敷料

记录 ------ 记录患者使用的高值耗材的相关信息资料

整理用物 ------ 护送患者,整理手术室,环境、物体表面消毒

三、手术后健康指导

1.全麻患者术后平卧4～6小时,生命体征平稳后4小时开始进饮。

2.手术当天刷牙勿触及伤口,避免用力、频繁漱口,当日唾液中略带血丝属正常现象。术后第一周,餐后使用漱口水,保持口腔清洁卫生。

3.普及安全知识,加强安全防护意识,避免受伤。

4.恢复期加强功能锻炼,促进机体功能恢复。

四、注意事项

1. 术后使用抗菌药物预防感染，应正确执行医嘱。

2. 严密观察病情，及时发现病情变化并处理。

3. 急救设备应处于应急备用状态，以便应对突发事件。

4. 急诊行基础麻醉时，需及时吸除口内血液、唾液、消毒液及分泌物，以免引起患者误吸及呛咳，导致气道异物窒息。

5. 术区消毒时，聚维酮碘棉球不宜过湿，以免造成消毒液流入气管，导致呛咳，从而引起窒息。

第七节　口腔冲洗护理操作技术

颌面外科术后患者因张口受限、口内有伤口等原因，传统的口腔护理无法进行或效果差。口腔冲洗技术是通过用一定冲击力的漱口液，使液体分布到口腔的每个部位，并利用液体的作用和引流效应，达到彻底、有效的清洁口腔的目的。

一、操作前评估

1. 评估患者的意识、生命体征及口腔情况。

2. 告知患者治疗的目的，评估其配合能力。

二、用物准备

弯盘 2 个、口镜 1 把、3％过氧化氢溶液、外用生理盐水、金霉素软膏、口腔海绵棒、灭菌冲洗针头、50 毫升注射器、吸引器连接管 1 套、一次性吸痰管、治疗巾、手电筒、棉签。

三、操作流程

用物准备齐全，推治疗车至床旁→核对患者身份→护士 A 向患者解释，让患者取合适卧位（半卧位，头偏向健侧）→检查、连接吸引器连接管 1 套→选择合适负压→试吸；同时，护士 B 配制冲洗液（1％～2％过氧化氢溶液）→湿润口周，检查口腔→颌下垫治疗巾，将弯盘置于治疗巾上；护士 B 抽吸过氧化氢溶液冲洗，护士 A 吸引，后用生理盐水边冲边吸，直至口腔内无泡沫→去除弯盘、擦拭口周→必要时口角涂金霉素软膏→整理床单位→用物处理，洗手。

四、注意事项

1. 昏迷或神志不清的患者不宜行口腔冲洗。

2. 冲洗前紧密固定针头，避免针头因加压而脱落于患者口中引起误吸或损伤。

3. 冲洗过程中注意观察患者的全身情况及耐受能力。

4. 冲洗时患者头偏向健侧，冲洗针头与口内组织保持 1～2cm 的距离，加压冲洗多次。一般从健侧冲洗至患侧。

5. 及时吸净口腔内液体，以免患者发生误吸、呛咳。

6. 冲洗液应避开舌根及咽后壁，以免患者误吸。

7. 吸痰管放置于无创伤侧，间歇吸引，动作轻柔，避免损伤口腔黏膜。

8. 如患者有活动义齿，应先取下再进行操作，并协助清洗义齿。

参考文献

1.李秀娥,王春丽.实用口腔护理技术[M].北京:人民卫生出版社,2016.

2.赵佛容.口腔护理学[M].2版.上海:复旦大学出版社,2009.

3.樊明文.牙体牙髓病学[M].4版.北京:人民卫生出版社,2012.

4.陈佩珠.口腔专科护理操作流程[M].广州:广东科技出版社,2007.

5.孟焕新.牙周病学[M].5版.北京:人民卫生出版社,2020

6.赵铱民.口腔修复学[M].8版.北京:人民卫生出版社,2020.

7.牛光良.纤维桩理论与实践[M].北京:人民卫生出版社,2013.

8.于海洋.口腔活动修复工艺学[M].北京:人民卫生出版社,2014.

9.万乾炳.全瓷修复技术[M].北京:人民卫生出版社,2009.

10.赵志河.口腔正畸学[M].北京:人民卫生出版社,2020.

11.李秀娥,王春丽.口腔门诊治疗材料护理技术[M].北京:人民卫生出版社,2011.

12.俞雪芬,谷志远.口腔门诊感染控制操作图谱[M].北京:人民卫生出版社,2013.

13.葛立宏.儿童口腔医学[M].2版.北京:北京大学医学出版社,2013.

14.葛立宏.儿童口腔医学[M].5版.北京:人民卫生出版社,2020.

15.冯希平.口腔预防医学[M].7版.北京:人民卫生出版社.2020.

16.张志愿.口腔颌面外科学[M].第7版.北京:人民卫生出版社,2017.

17.郭莉.手术室护理实践指南[M].北京:人民卫生出版社,2020.

18.宿玉成,袁苏.口腔种植学[M].2版.北京:人民卫生出版社,2014.

19.宫苹.口腔种植学[M].8版.北京:人民卫生出版社,2020.

20.林野.口腔种植学[M].北京:北京大学医学出版社,2019.

21.WS 506—2016 口腔器械消毒灭菌技术操作规范.中华人民共和国卫生行业标准.